Haffner · Schultz · Schmid · Braun
Normdosen gebräuchlicher
Arzneistoffe und Drogen

Haffner · Schultz · Schmid · Braun

Normdosen gebräuchlicher Arzneistoffe und Drogen

8., völlig neu bearbeitete Auflage

Von
Professor Dr. rer. nat. Rainer Braun
Kronberg/Ts.

Wissenschaftliche Verlagsgesellschaft mbH Stuttgart 1991

Die Wiedergabe von Gebrauchsnamen, Handelsnamen, Warenbezeichnungen usw. in diesem Buch berechtigt auch ohne besondere Kennzeichnung nicht zu der Annahme, daß solche Namen im Sinne der Warenzeichen- und Warenschutzgesetzgebung als frei zu betrachten wären und daher von jedermann benutzt werden dürfen.
Alle Angaben wurden mit großer Sorgfalt erstellt. Bei dem umfangreichen Volumen und den vielen Zahlenangaben sind jedoch vereinzelte Fehler nicht restlos auszuschließen. Eine eventuelle Haftung kann daher nicht übernommen werden.

CIP-Kurztitelaufnahme der Deutschen Bibliothek

Normdosen gebräuchlicher Arzneistoffe und Drogen /
Haffner ... — 8., völlig neubearb. Aufl. / von Rainer Braun. —
Stuttgart: Wiss. Verl.-Ges., 1991
   7. Aufl. u. d. T.: Haffner, Felix: Normdosen gebräuchlicher
Arzneistoffe und Drogen
   ISBN 3-8047-1182-0
NE: Haffner, Felix: Braun, Rainer [Bearb.]

Alle Rechte, auch die des auszugsweisen Nachdruckes, der photographischen Wiedergabe (durch Photokopie, Mikrofilm oder irgendein anderes Verfahren) und der Übersetzung, vorbehalten.
© 1991 Wissenschaftliche Verlagsgesellschaft mbH Stuttgart,
Birkenwaldstraße 44, Postfach 10 53 39, 7000 Stuttgart 1
Printed in Germany
Satz und Druck: Hofmann, Schorndorf

Vorwort zur 8. Auflage

Im Jahr 1937 unternahmen der Pharmakologe **H. Haffner** sowie sein Schüler, der Pharmazeut **O. E. Schultz** im deutschsprachigen Raum erstmals den Versuch, für die wichtigsten Arzneistoffe und Drogen sogenannte Normdosen bzw. Normkonzentrationen zu definieren, da besonders im Rezepturbereich z. T. deutliche Differenzen in den gängigen Vorschriften festzustellen waren. Die Normdosen sollen dem Arzt eine Hilfe beim Rezeptieren sein, vor allem bei den verschiedenen Zubereitungsformen von Arzneidrogen. Allerdings war es nicht die Absicht, in die individuelle Dosierungsfreiheit des Arztes einzugreifen.

Eine Normierung von Arzneidosen geht davon aus, daß ein Durchschnitt von Patienten, im vorliegenden Fall von Erwachsenen, auf eine bestimmte Dosis eines verordneten Arzneimittels, eben seine Normdosis, in der für seinen therapeutischen Wirkungsbereich charakteristischen Weise anspricht. Nach den Wahrscheinlichkeitsregeln ist aber zu erwarten, daß eine gewisse Anzahl von Patienten auf die Normdosis schwächer oder stärker reagiert. Mit anderen Worten: Es ist innerhalb eines Patientenkreises mit einer verschiedenen Empfindlichkeit zu rechnen. Auf sie ist individuell bei der Wahl der Dosis Rücksicht zu nehmen. So wird jede arzneiliche Behandlung auch hinsichtlich des Dosierungsregimes ein Experiment sein. Normdosen sollen dafür einen festen Bezugspunkt geben.

Unter den Qualitäten, welche in den Begriff Empfindlichkeiten eingehen, spielen langanhaltende wie körperliche Konstitution und kürzer dauernde wie Disposition (z. B. Erschöpfung, reduzierter Allgemeinzustand) eine wichtige Rolle. Zusätzlich bedürfen spezielle Faktoren besonderer Berücksichtigung. Dazu gehören das höhere Alter, eine Veränderung der Pharmakokinetik durch Krankheitszustände, die zirkadianen Rhythmen und genetisch bedingter Mangel an Fremdstoff metabolisierender Enzyme. Auch die bei Mehrstoffanwendung mögliche Enzyminduktion, durch die Wirkungsstärke und Wirkungsdauer verändert werden, muß hier angeführt werden.

Bei „Empfindlichkeit" muß auch daran gedacht werden, daß sich in Abhängigkeit von der Dosis mehrere, therapeutisch ausnützbare Wirkungsstufen manifestieren können; deshalb sind gegebenenfalls bei ein und demselben Arzneimittel mehrere Normdosen anzugeben. Dies ist z. B. bei zentral dämpfenden Pharmaka der Fall.

Die Normdosis, nach ihrer Konzeption eine Einzeldosis, erzeugt am Wirkort (den Wirkorten) einen dem gewünschten therapeutischen Effekt adäquaten Wirkstoffspiegel. Da dessen Dauer mit dem Behandlungsziel zusammenhängt, ergibt sich eine enge Beziehung zur Häufigkeit der Einzeldosis. Diese Relation ist für jeden einzelnen Wirkstoff durch seine Bioverfügbarkeit und seine Pharmakokinetik gegeben. Diese Faktoren sind in besonderem Maße bei stark wirksamen Pharmaka zu berücksichtigen, zumal wenn ihre therapeutische Breite nicht sehr groß ist.

Die Praxis hat gezeigt, daß starre, auf Grund von Halbwertzeiten errechnete Schemata nicht immer zweckmäßig sind. So kann es im Einzelfall besser sein, sich an die richtige Dosis heranzutasten (Einschleichen) oder umgekehrt nach anfänglich hoher Dosierung (Stoß) auf kleinere Dosen herabzugehen (Erhaltungsdosis), die u. U. auch Langzeitdosen bedeuten. Solche Verhältnisse sind in der Weise berücksichtigt, daß Initialdosen und Folgedosen aufgeführt werden. Angesichts der Bedeutung der oberen Grenze einer noch verträglichen Dosierung sind Maximaldosen der Arzneibücher des Deutschen Sprachraums und entsprechende Daten der Hersteller aufgenommen worden.

Der „Haffner-Schultz" fand schnell Eingang in die tägliche Apothekenpraxis und auch bei vielen Ärzten errang er einen Platz in der Praxisbibliothek. Das Werk erfreut sich bis heute einer ungebrochenen Beliebtheit. Die Herausgeberschaft von H. Haffner ging in den späten Auflagen auf seinen Schüler, den Pharmakologen W. Schmid über und es war für mich daher selbstverständlich, der Bitte meines Lehrers W. Schmid nachzukommen, die Herausgabe der vorliegenden nunmehr 8. Auflage zu übernehmen.

In der neuesten Auflage wurde das bisherige Grundkonzept beibehalten, jedoch galt es zahlreiche Anpassungen vorzunehmen. So mußten die durch das Deutsche Arzneibuch erforderlichen Änderungen ebenso berücksichtigt werden, wie die Neuerungen, die das Synonymverzeichnis zum Arzneibuch gebracht hatte. Die Schreibweise vieler Stoffe, z. B. der Übergang von „a" bzw. „ae" auf „e" oder von „j" auf „i" wurde vollzogen. Änderungen der Maximaldosen im Deutschen Arzneibuch oder auch anderen Arzneibüchern, die in Deutschland Bedeutung haben, wurden berücksichtigt. Zudem wurden viele Arzneistoffe, die in der Rezeptur vor allem in der Krankenhausapotheke Bedeutung erlangt haben, neu aufgenommen.

Dagegen wurden Stoffe, die heute in der ärztlichen Praxis kaum noch eine Bedeutung haben, ganz bewußt nicht gestrichen, da sie vereinzelt immer noch ärztlich verordnet werden, auch wenn sie in der gängigen Literatur keine Erwähnung mehr finden. Es ist daher wichtig, daß auch für solche Stoffe noch eine verläßliche Quelle existiert, die über ihre sachgerechte Anwendung Auskunft gibt.

Insofern kann aber von der Aufnahme eines Arzneistoffes oder einer Droge in die „Normdosen" kein Hinweis auf deren Wirksamkeit oder gar therapeutische Bedeutung abgeleitet werden. Gerade die Aufbereitung des Altarzneimittelmarktes zeigt, daß für viele ältere Arneimittel kein positives Nutzen-Risiko-Verhältnis mehr gegeben ist. Soweit diese negativen Aufbereitungsergebnisse bereits vorliegen, wurden sie stoffbezogen mit dem Hinweis „A-" (negative Aufbereitung) in den Normdosen als Orientierung für Arzt und Apotheker übernommen. Eine weitere zusätzliche Kennzeichnung wurde durch Angabe der Rezepturpflicht neu aufgenommen. Gerade bei Rezepturen stellt sich oft die Frage nach diesem Verkehrshinweis. Die Suche in anderen Werken soll durch diese zusätzliche Stoffkennzeichnung vermieden werden.

Dagegen wurde in der neuesten Auflage die Rubrik „Fertigarzneimittel" mit Angabe von stoffbezogenen Fertigarzneimitteln gestrichen, da bei den chem. Stoffen heute neben den

Originalpräparaten häufig eine große Zahl von Generika im Markt angeboten werden, die eine vollumfängliche Aufzählung, die aus Gründen der Gleichbehandlung erforderlich wäre, nicht mehr möglich macht. Bei den Phytopharmaka dagegen wurden in früheren Auflagen nicht nur Monopräparate, sondern vor allem auch Kombinationsarzneimittel mit der jeweiligen Droge als Hauptkomponente aufgeführt. Da der Markt für solche fixe Kombinationen z. Zt. aber, nicht zuletzt aufgrund zahlreicher gesetzlicher Maßnahmen, einem starken Wandel unterliegt, wurde auch hier auf ein entsprechendes Verzeichnis verzichtet.

Kronberg, im Herbst 1991   R. Braun

Inhalt

Vorwort zur 8. Auflage
Aufbau des Verzeichnisses
Abkürzungen des Verzeichnisses

Teil A:
Arzneistoffe 1

Teil B:
Drogen 185

Anhang:
1. Drogen — Synonymverzeichnis lateinisch—deutsch 225
2. Drogen — Synonymverzeichnis deutsch—lateinisch 231

Aufbau des Verzeichnisses

Die Arzneistoffe des Teil A und die Drogen des Teil B sind jeweils in alphabetischer Reihenfolge angeordnet.

In der **ersten Spalte** befinden sich die Stoff- bzw. Drogennamen. Wo vorhanden, werden dort auch die in den benützten Arzneibüchern angegebenen Maximaldosen angeführt unter folgenden Abkürzungen:

Deutsches Arzneibuch, 6. Ausgabe	(DAB 6)
Deutsches Arzneibuch, 7. Ausgabe	(DAB 7)
Deutsches Arzneibuch, 8. Ausgabe	(DAB 8)
Deutsches Arzneibuch, 9. Ausgabe	(DAB 9)
Arzneibuch der DDR, 2. Ausgabe	(2. AB-DDR)
Pharmacopoea internationalis III	(P. I.)
Österreichisches Arzneibuch, 9. Ausgabe	(ÖAB 9)
Pharmacopoea Helvetica VII	(Hel. VII)

In der **zweiten Spalte** sind die Applikationen und die dazugehörigen Einzeldosis (in g, wenn nicht anders angegeben) bzw. Konzentration (in %) angeführt.

Die **dritten Spalte** dient hauptsächlich der Angabe der Häufigkeit der Einzeldosis und von Modifikationen des Dosierungsregimes. Außerdem enthält sie Tageshöchstmengen bzw. Höchstkonzentrationen, soweit sie bei den Arzneistoffen von den Herstellern angeführt sind. Weiterhin sind dort, wo es der Eindeutigkeit halber erforderlich schien, die der jeweiligen Normkonzentration entsprechenden Verdünnungen zu finden.

Kinderdosen sind nur in beschränktem Umfang aufgenommen worden und zwar nur so weit sie nicht in der „Pädiatrische(n) Dosistabellen" von v. Harnack / Janssen (Wissenschaftliche Verlagsgesellschaft, Stuttgart 1984) angeführt sind.

Flüssigkeitsmaße:

Tropfen: Für die der jeweiligen Normdosis entsprechende Tropfenzahl wurde der Normaltropfenzähler nach DAB 9 zugrunde gelegt; d. h. 20 Tropfen Wasser von 20 ± 1 °C wiegen $1{,}000 \pm 0{,}05$ g, wenn sie aus einem senkrecht gehaltenen Normaltropfenzähler mit einer gleichmäßigen Abtropfgeschwindigkeit von einem Tropfen je Sekunde frei fallengelassen werden.

Löffel	=	10 ml („Kinderlöffel")
Likörglas	=	30 ml
Weinglas	=	60 ml
Tasse	=	125 ml ($1/8$ l)
Vollbad	=	150 l

Die Bedeutung der sonstigen Bemerkungen ergibt sich aus ihrem Wortlaut.

Abkürzungen des Verzeichnisses

Art bzw. Ort der Applikation und Arzneiform	Abkürzung
I. Mund	
1. Perorale Zufuhr zur enteralen Resorption als Dragee, Tablette, Pulver, Löffelarznei, Tropfen	oral
2. Zubereitungen zur verzögerten Resorption	oral retard
II. Gefäße und Gewebsspalten	
1. Injektion	
intraarteriell	i. a.
intravenös	i. v.
intravenöse —, intraarterielle Infusion	i. v. —, i. a. Infus.
intramuskulär	i. m.
subcutan	s. c.
intraarticulär	i. articul.
intralumbal	i. lumb.
intrapleural	i. pleur.
intrathekal	i. thek.
III. Rectum	
Anwendung als Klysma, Suppositorium	rect.
IV. Bronchialtrakt	
1. Inhalation	
a) in Dampf-, Nebel-, Pulverform (häufig mit Spezialgeräten)	Inhalat.
b) durch Verbrennen von Räucherpulver	Räuchermittel
c) durch Rauchen von Zigarren oder Zigaretten	Rauchmittel
V. Schleimhäute	
1. Mundhöhle (und Zähne)	
a) Zubereitungen zur Resorption	perlingual, buccal
Zubereitungen zur lokalen Einwirkung	Lutschtabletten
b) Pinselung im Mundrachenraum und am Kehlkopf	Schleimhautpinselg.
c) Flüssigkeiten zur Herstellung von Mund-, Gurgel- und Zahnwässer	Mund-, Zahntinktur
Gebrauchsfertige Mund- und Gurgelwässer	Mundwasser
Tropfen zur Dentin- und Pulpabehandlung	Zahntropfen
Einlage in Pulpahöhle oder Wurzelkanal	Zahneinlage
2. Auge	
Tropfen	Augentropfen
Spülung	Augenspülung
Salbe	Augensalbe
Streupulver	Augenpulver

XII

Art bzw. Ort der Applikation und Arzneiform	Abkürzung
3. Nase	
a) Spülung	Schleimhautspülung
Pinselung	Schleimhautpinselung
b) Salbe, Pulver zur Schnupfenbehandlung	Schnupfensalbe, -pulver
Zubereitungen zur Resorption	Schnupflösung, -pulver
c) Tropfen, Nebel zur resorption oder lokalen Behandlung (häufig mit Dosiergeräten)	Nasenspray
d) Dampfform	Riechmittel
4. Urogenitalwege	
a) Blasenspülung	Blasenspülung
Vaginalspülung	Vaginalspülung
b) Injektion in die Urethra	Urethralinjektion
Einlage in Urethra, Vagina, Cervicalkanal	Bacilli, Globuli

VI. Wunden und Geschwüre

a) Spülung oder Waschung	Wundspülung
Feuchter Verband	Verbandwasser
b) Salben-, Pastenverband	Wundöl, -salbe
Streupulver	Wundpulver
c) Ein- oder Auftropfung	Instillat.

VII. Geschlossene Haut

a) Gebrauchsfertige Waschwasser	Waschg., Umnschlag
Breiumschlag	Kataplasma
Pinselung	Hauptpinselung
b) Flüssigkeiten, Linimente, Lotionen zum Einreiben	Einreibung
Creme, Salbe, Paste	Creme, Salbe, Paste
Salbe zur Hautschälung	Schälsalbe
c) Streupulver, -puder	Puder
d) Zusatz zu Bad	Badezusatz
e) Enthaarungsmittel	Enthaarungsmittel
Flüssigkeiten zur Herstellung von Haarwässern	Haartinctur

VIII. Weitere Abkürzungen

A: Der Stoff wurde im Rahmen der Aufbereitung nach § 25 Abs. 7 AMG negativ bewertet.
Rp: Der Stoff ist verschreibungspflichtig.

Seltenere Arzneiformen sind im Wortlaut angeführt.
Weitere, im Drogenteil verwendete, **Abkürzungen** für Arzneiformen

Fluidextrakt (Droge: Extraktmenge = 1:1)	Extr. fld. (Extractum fluidum)
Eingedickter Flüssigextrakt	Extr. spiss. (Extraktum spissum)
Getrockneter Flüssigextrakt	Extr. (sicc.) (Extraktum siccum)
Alkoholischer Auszug	Tinct.
(Droge: Extraktmenge = 2 bzw. 1:10)	(20 % bzw. 10 %)

Anmerkung: Getrocknete Extrakte werden in der Literatur meist einfach als „Extraktum" bezeichnet. Auch in der Rezeptur genügt die Anführung dieser Bezeichnung. Im Drogenverzeichnis wird (sicc.) nur der Klarheit wegen zugesetzt.

Teil A
Arzneistoffe

Arzneistoff mit Höchstdosen	Applikationen	Einzeldosis (g) / Konz.	Dosierungshinweise / Bemerkungen	Aufbereitung / Verschreibungspflicht
Acebutol	oral i. v.	0,2 0,0125	Morgens. Bei Bedarf erhöhbar auf 2–4 × 0,2. Nur für Notfälle unter Blutdruckkontrolle. Tagesdosis bis 0,1	Rp
Acecarbromal 1,0!, 2,0! (DAB 7-DDR)	oral	0,25	Mehrmals täglich, abends u. U. doppelte Dosis	Rp
Aceclidin	Augentropfen	2 %	3 × tägl. 1 Tropfen	Rp
Acemetacin	oral	0,03	Während der Mahlzeiten. Vorsicht bei Schwangerschaft bes. im 1. Trimenon. Nicht bei Kindern unter 14 Jahren	Rp
Acenocoumarol	oral	0,004	1. Tag: 3 bis 4 × tägl. ab 2. Tag: 1 bis 2 × tägl. Laufende Überwachung des Patienten ist erforderlich. Antidot: Vit. K_1 (oral oder i. m.)	Rp
Acetanilid 0,5!, 1,5! (DAB 6)	oral	0,2		Rp
Acetarsol 0,5!, 1,0! (DAB 6) 0,25!, 1,0! (P. I.)	oral	0,25	2 × tägl. bei Amoebenruhr max. 14,0 in 28 Tagen	Rp
Acetazolamid 0,5!, 1,5! (DAB 7-DDR)	oral oral retard i. m. i. v.	0,25 0,5 0,5 0,5	2–3 Tage lang 1 × tägl. dann jeden 2. Tag 1 ×. Bei Glaukom 2 × tägl. (morgens und abends) Langsam applizieren; bei Pankreatitis bis 2,5 g/Tag. Auf Hypokaliämie achten!	Rp
Acetiamin	oral	0,05	Bei akuten Zuständen initial doppelte Dosis	
N-Acetylaminophenol	s. Paracetamol			
Acetylcholinchlorid s. c. 0,2!, 0,4! (ÖAB 9) i. m. 0,2!	i. v. Lösung	0,1 mg/kg 1 %	Langsam applizieren Zur Spülung der Augenvorkammer (nach Vorschrift)	

Arzneistoff mit Höchstdosen	Applikationen	Einzeldosis (g)/ Konz.	Dosierungshinweise/ Bemerkungen	Aufbereitung/Verschreibungspflicht
Acetylcystein	oral i. m. i. v. Inhalat Instillat	0,2 0,3 10 % 10 %	3× tägl. 1—2 tägl. (i. v. langsam injizieren) 3 ml 3—4× tägl.	Rp
Acetyldigitoxin	oral	0,0002 (0,2 mg)	Sättigungsdosis 0,0008/Tag, dann abbauen bis Erhaltungsdosis 0,0002/Tag. Individuell einstellen.	Rp
Acetyldigoxin	oral	0,0002 (0,2 mg)	Sättigungsdosis 0,0008/Tag, dann abbauen auf Erhaltungsdosis 0,0004/Tag. Individuell einstellen.	Rp
α-Acetyldigoxin	oral	0,0002 (0,2 mg)	Sättigungsdosis 0,0008/Tag, dann abbauen auf Erhaltungsdosis: 0,0004/Tag. Individuell einstellen.	Rp
β-Acetyldigoxin	oral	0,0002 (0,2 mg)	Sättigungsdosis 0,0006 (0,6 mg)/Tag, 4 Tage lang. Erhaltungsdosis: 0,0002 (0,2 mg)/Tag. Individuell einstellen.	Rp
N-Acetyl-DL-homocysteinthiolacton	oral i. v.-Infus.	0,15 0,25	3× tägl. 3 Wochen lang, dann reduzieren 1× tägl. oder jeden 2. Tag 2 Wochen lang	
Acetylsalicylsäure	oral	0,5	Bei rheumatischen Erkrankungen initial: 4,0—5,0 g/Tag. Bei Thrombophlebitis initial: 3,0 g/Tag, dann 1,5 g/Tag mindestens 14 Tage lang	
Aciclovir	oral Salbe, Creme Augensalbe	0,2 5 % 3 %	Alle 4 Std., 5 Tage lang	Rp
Acidum tannicum	s. Tannin			
Acid. uracil-4-carbonicum	s. Orotsäure			
Aconitin crist. 0,0002!, 0,0005! (P. I.)	oral Salbe	0,0001 1 %	Vorsicht	Rp

Arzneistoffe

Arzneistoff mit Höchstdosen	Applikationen	Einzeldosis (g) / Konz.	Dosierungshinweise / Bemerkungen	Aufbereitung /Verschreibungspflicht
Aconitinnitrat	oral Salbe	0,0001 1 %	Vorsicht	Rp
Acriflaviniumchlorid	buccal Wundspülg. Wundsalbe Wundpulver	0,003 0,1 % 2,0 % 5,0 %	Lutschtabletten stdl.	
Adenosin	oral i. m., i. v.	0,002 0,002		
Adenosin-5-monophosphorsäure	perlingual i. v. i. m. i. a.	0,002 0,02 0,02 0,02	Sehr langsam injizieren. Bis 7×/Tag Langsam injizieren	
Adenosintriphosphorsäure	buccal i. a. i. a.-Infus. i. m.	0,01 0,005/min 0,06/Std. 0,01	Insges. 0,02 Mehrmals tägl.	
Adermin	s. Vitamin B_6			
Adiphenin	oral	0,075		
Adipinsäure	oral	0,25	3× tägl. 1—3 Dosen	
Adipiodon	Lösg. i. v.	50 % 30,0	Zur Hysterosalpingographie, zur Darstellung von Fisteln und Analatresie Zur Cholecystographie	
Adrenalin	s. Epinephrin			
Adrenalon	Nasenstift	0,06		
Adriamycin	s. Doxorubicin			
Aescin	oral i. v. Hautgelée	0,02 0,005 1 %	Initial 3× 0,04, dann zurückgehen	

Arzneistoff mit Höchstdosen	Applikationen	Einzeldosis (g) / Konz.	Dosierungshinweise / Bemerkungen	Aufbereitung / Verschreibungspflicht
Aesculin	Hautsalbe	1 %		
Aetharcridin	s. Ethacridin			
Aethanol	s. Ethanol			
Aethaverin	s. Ethaverin			
Aether	s. Ether			
Aether anestheticus	s. Ether anestheticus			
Aethoform	s. Benzocain			
Aethylaceat	s. Ethylacetat			
Aethyldesoxy-uridin	s. Ethyldesoxyuridin			Rp
Aethylenglykol-monosalicyl-säureester	s. Ethylenglykol-monosalicylsäureester			
Aethylchlorid	s. Ethylchlorid			
5-Aethyl-5-crotyl-harbitursäure	s. Ethyl-5-crotylharbitursäure			Rp
Aethylhydrocuprein	s. Optochinbase			
Aethylhydrocuprein hydrochlorid	s. Optochinhydrochlorid			
7-Aethyl-2-methyl-4-undecanol-sulfat-natrium	s. 7-Ethyl-2-methyl-4-undecanol-sulfat-natrium			
Aethylmorphin-hydrochlorid	s. Ethylmorphinhydrochlorid			Rp

7 Arzneistoffe   Aet—Alf

Arzneistoff mit Höchstdosen	Appli-kationen	Einzel-dosis (g)/ Konz.	Dosierungshinweise / Bemerkungen	Aufberei-tung/Ver-schreibungs-pflicht
5-Aethyl-5-piperidino-barbitursäure	s. Ethyl-5-piperidinobarbitursäure			Rp
Aethylsalicylat	s. Ethylsalicylat			
Agar-Agar	oral	4,0		
Agaricin 0,1! (DAB 6)	oral	0,01		Rp
Agaricinsäure ($1^{1}/_{2}$ H_2O)	oral	0,01		Rp
Ajmalicin	s. Raubasin			Rp
Ajmalin oral 0,2!, 0,6! (2. AB-DDR) i. v., i. m. 0,1! 0,45! (ÖAB) 9	oral	0,05	3× tägl. Initial doppelte Dosis. Maximal 0,001/kg. K. G.	Rp
	i. m.	0,025		
		0,025	Langsam injizieren max. 0,01/min.	
	i. v. Infus	0,005/min.	Bis 1,0 g/Tag	
	rect.	0,05		
Alcohol benzylicus	Zahntropfen	∅	Unverdünnt	
Alcohol isopropylic.	wie Spiritus	Nur äußerlich		
Alcohol trichloriso-butylicus	s. Chlorbutanol			
Alcuroniumhydro-chlorid	i. v.	150 µg/ K. G.	Nachinjizierbar n. 15—25 min. 30 µg/K. G.	Rp
Aldosteron	i. v.	0,0005		
	s. c.	0,0005	u. U. mehrmals tägl.	Rp
Alfacalcidol	oral	0,25 µg (!)	Iniital 1 µg/Tag, nicht mehr als 3 µg/Tag, dann reduzieren entspr. dem Verhalten des Calcium- und Phosphatblutspiegels	

Teil A

Arzneistoffe

A

Arzneistoff mit Höchstdosen	Appli-kationen	Einzel-dosis (g)/Konz.	Dosierungshinweise/Bemerkungen	Aufberei-tung/Verschreibungspflicht
Alimemazin	oral	0,005	Abends u. U. doppelte Dosis. In schweren Fällen 2—4mal/Tag. Kinder: 0,05 mg/kg Körpergewicht	Rp
	i. m.	0,025	Zur Narkosevorbereitung 1—2 Std. vor Operation	
	i. v.	0,05	Bei psychiatrischen Patienten: 0,1 und mehr Säuglinge und Kinder: 0,001/kg Körpergewicht	
	i. v. Infus.	0,001/kg K. G.	Geschwindigkt: 0,001/min.	
Alizaprid	i. m.	0,05	Tagesdosis je nach Indikation	Rp
	i. v.	0,05	Nur kurzfristig anwenden. Nicht während der Schwangerschaft und Stillzeit.	
Allantoin	Hautbalsam	3 %		
Allobarbital 0,3!, 0,6! (ÖAB 9)	oral	0,1		Rp
Allopurinol	oral	0,1	3×/Tag nach dem Essen	Rp
		0,3	1×/Tag nach dem Essen. Nicht mehr als 0,9 pro Tag	
	oral retard	0,3	1× tägl.	
Allylestrenol	oral	0,005	3×/Tag bei drohendem Abort 1—2×/Tag bei habituellem Abort	Rp
5-Allyl-5-β-hydroxy-propylbarbitursäure	oral	0,1	Initial 3 × 0,2 für 8 Tage, dann 3 × 0,1 mindestens 6 Wochen lang	Rp
5-Allyl-5-isobutyl-thiobarbitursaures Natrium	i. v.	(1,0)	10 % zur Kurznarkose. Individuell dosieren. Nicht für Kinder unter 15 Jahren	Rp
5-Allyl-5-isopropyl-N-methylbarbitursäure (Natriumsalz)	i. v.	0,6	10 % zur Kurznarkose. Langsam und nach Wirkung injizieren.	Rp
5-Allyl-5-(1-methyl-n-butyl)-barbitursäure (Natriumsalz)	oral	0,1	Als Schlafmittel	Rp
	i. m., i. v.	0,1		

Arzneistoffe All—Alu

Arzneistoff mit Höchstdosen	Applikationen	Einzeldosis (g)/ Konz.	Dosierungshinweise/ Bemerkungen	Aufbereitung/Verschreibungspflicht
Allylsenföl	Einreibg.	2 %		
Alprazolam	oral	0,0005	3× tägl. als Initialdosis. Steigerung auf 0,004/Tag möglich.	Rp
Alprenolol	oral oral retard i. v.	0,05 0,2 0,002	4× tägl. Individuell einstellen, u. U. bis 0,8/Tag 2× tägl. (morgens u. abends) Nur in Notfällen. Vorsicht!	Rp
Altretamin	oral	0,1	Bei Monotherapie 0,008/kg K. G. und Tag; bei Kombinationstherapie 0,006/kg K. G. und Tag jeweils auf mehrere Einzeldosen verteilt. Maximal 0,012/kg K. G. und Tag.	Rp
Alumen (Alaun)	s. Aluminiumkaliumsulfat			
Aluminiumacetat, Basisches	Wundsalbe Wundpulver	10 % ∅		
Aluminiumacetattartat	Mundspülg. Wundspülg. Umschlag Hauptpulver	0,75 % 0,75 % 0,75 % ∅		
Aluminiumacetattartrat-Lösung	Wundspülg. Umschlag Salbe	1,5 % 1,5 % 10 %	60fach verdünnt 60fach verdünnt 10fach verdünnt	
Aluminiumchlorid (6H₂O)	Hautlösg.	10 %		
Aluminium-Clofibrat	oral	0,5	3× tägl. Vorschrift beachten	Rp
Aluminiumformiat	Salbe, Creme	0,33 %	Mehrmals täglich	
Aluminiumhydroxid	oral Hautpuder	0,5 ∅	Zwischen den Mahlzeiten Unverdünnt	

Alu—Amf Arzneistoffe 10

Arzneistoff mit Höchstdosen	Applikationen	Einzeldosis (g) / Konz.	Dosierungshinweise / Bemerkungen	Aufbereitung / Verschreibungspflicht
Aluminiumkaliumsulfat	oral Mundspülg. Augensalbe Wundsalbe Hauptpuder	0,3 2 % 2 % 2 % 20 %		
Aluminiumkaliumsulfat, Gebranntes	Hauptpuder	10 %		
Aluminiumoxid	Salbe	50 %		
Aluminiumphosphat	oral	2,0	Zwischen den Mahlzeiten	
Aluminiumsulfat	äußerlich, wie Aluminiumkaliumsulfat			
Amantadin	oral i. v. Infus	0,1 0,2	1—2× tägl. Individuell einstellen Bis 3× tägl.	Rp
Ambazon	buccal	0,01	Lutschtabletten 3—5× tägl.	
Ambenoniumchlorid	oral	0,005	Streng individuell dosieren.	
Ambroxolhydrochlorid	oral oral retard s. c., i. m., i. v. Inhalat	0,03 0,075 0,015 0,75 %	Initial 3× tägl. dann 2× tägl. 1× tägl. nach einer Mahlzeit 2—3× tägl. 2 ml 1—2× tägl.	Rp (parenteral)
Ameisensäure	Einreibg. Waschg.	5 % 5 %		
Ameziniummetilsulfat	oral	0,01	Initial 3× tägl., dann nach Bedarf erhöhbar auf 0,03 3× tägl.	Rp
Amfepramon	s. Diethylpropion			
Amfetaminil 0,02!, 0,06! (2. AB-DDR)	oral	0,01	1× tägl. morgens	Rp

Arzneistoff mit Höchstdosen	Appli-kationen	Einzel-dosis (g)/ Konz.	Dosierungshinweise / Bemerkungen	Aufberei-tung /Ver-schreibungs-pflicht
Amidotrizosäure	i. v. i. v. Infus.	60 % 30 %	Mengen nach Indikation ca. 100 ml zur Urographie	Rp
Amikacin	i. m., i. v. 0,01/kg K. G. u. Tag		Tagesdosis auf 2—3 Einzeldosen verteilen. Achtg. auf Nierenfunktion u. auf VIII. Gehirnnerv.	Rp
Amilorid	oral	0,005	1× tägl. (möglichst morgens)	Rp
p-Aminobenzoesäure	oral Hautsalbe	2,0 2 %	Tagesdosis mehr als 1,5	Rp
Aminocapronsäure	oral i. v. i. v. Infus.	0,5 2,0 10 %	4,0—8,0 über den Tag verteilt 10—20/ml/Std.	Rp
Aminoessigsäure	s. Glykokoll			
Aminoglutethimid	oral	0,25	2× tägl. (bis 4×)	
Aminophenazon 0,5!, 1,5! (P. I.)	oral	0,3 0,1	Bei akuter rheumat. Arthritis bis 3,0/Tag, Cave Langzeitanwendung! als Antipyreticum	
Aminophyllin	s. Theophyllinethylendiamin			
p-Aminosalicylsäure	s. Natrium-p-aminosalicylat			
Amiodaronhydro-chlorid	oral i. v. i. v. Infus.	0,2 (0,15) (0,15)	8—10 Tage 3× tägl., dann 5 Tage 1× tägl. Auf Nebenwirkungen achten. Lange Halb-wertszeit. Substanz ist jodhaltig Dosierung nach Zustand des Patienten. Vorsicht unter Beachtung der Vorschrift	Rp
Amiphenazol	oral i. m. i. v.	0,1 0,15 0,15	4× tägl. Nach Bedarf stdl. Neugeborene 0,003, u. U. stdl.	Rp

Arzneistoff mit Höchstdosen	Applikationen	Einzeldosis (g) / Konz.	Dosierungshinweise / Bemerkungen	Aufbereitung /Verschreibungspflicht
Amitriptylin	oral	0,01	Ambulant 3—4× tägl. Individuell einstellen; nicht mehr als 0,15 pro Tag.	Rp
	oral	0,025	Stationär 0,1—0,3 pro Tag. Individuell einstellen.	
	oral retard oder	0,025 0,075	1—4× tägl. 1× tägl.	
	i. m.	0,025	Nach Bedarf 2—3× tägl.	
	i. v.	0,025	Ampullenlösung verdünnen	
Amitriptylinoxid	oral	0,02	3× tägl., Tagesdosis erhöhbar bis 0,12, dann abends größerer Teil der Tagesdosis	Rp
Ammoidin	s. Methoxypsoralen			
Ammoniaklösung 10 %	oral	0,25	5 Tropfen	
	Einreibg.	10 %	10fach verdünnt	
	Pinselg.	∅	Bei Insektenstich	
	Riechmittel	∅	Unverdünnt	
Ammoniaklösung, Anisölhaltige	oral	0,5	27 Tropfen	
Ammoniumbituminosulfonat	oral	0,2	Subst. „hell": gleiche Dosierung	
	rect., Globuli	0,2		
	Salbe, Pinselg.	10 %		
Ammoniumbromid	oral	1,0		
Ammoniumcarbonat	oral	3,0	In Lösung	
	Einreibg.	20 %		
	Riechmittel	∅	Unverdünnt	
Ammoniumchlorid	oral	0,5	Als Expectorans	
	oral	2,0	3× tägl. zur Harnansäuerung	
Ammoniumhydrogenphosphat	oral	1,0		
Ammoniumiodid	oral	0,25		A —

Arzneistoffe

Arzneistoff mit Höchstdosen	Applikationen	Einzeldosis (g)/ Konz.	Dosierungshinweise / Bemerkungen	Aufbereitung/Verschreibungspflicht
Ammoniummandelat	oral	3,0		
Ammoniumsulfobitol		wie Ammoniumbituminosulfonat		
Amobarbital-Natrium —, 1,2! (DAB 9)	oral	0,2 0,03	Als Schlafmittel Als Sedativum	Rp
Amoxicillin	oral i. m., i. v.	0,5 3,0— 6,0/Tag	3× tägl., Säuglinge, Kleinkinder und Kinder 0,05/kg. K. G. u. Tag Je nach Erreger	Rp
Amphetamin 0,006!, 0,03! (DAB 8) 0,02!, 0,04! (P. I.)	oral i. m. i. v.	0,005 0,015 0,015	Nicht abends	Rp
Amphotericin B	oral i. v. Infus. Lutschtabl. Mundtropfen Haut-Salbe, -Creme, -Lotio Vaginalcreme	0,1 0,1 mg/kg K. G. und Tag 0,01 10 % 3 % 2,5 %	4× tägl. nach der Mahlzeit Steigern. Möglich bis 0,001/kg K. G. und Tag während 4 bis 8 Wochen. Vorsichtsmaßnahmen beachten! 4× tägl. 4× tägl. 1 ml nach den Mahlzeiten und vor dem Schlafengehen. Prophylakt. bei Neugeborenen: am 2. und 4. Lebenstag je 1 ml	Rp
Ampicillin	oral i. m., i. v. i. v. Infus.	0,5 1,0 5,0	Alle 6 Std. In schweren Fällen doppelte Dosis 6—8 stdl. 2—3× tägl.	Rp
AMP		s. Adenosin-5-monophosphorsäure		
Amygdalin	oral	0,01		Rp
Amylenhydrat 4,0!, 8,0! (DAB 6) 4,0!, 8,0! (P. I.)	oral	3,0	Vor dem Schlafengehen	Rp

Arzneistoff mit Höchstdosen	Appli-kationen	Einzel-dosis (g) / Konz.	Dosierungshinweise / Bemerkungen	Aufberei-tung / Ver-schreibungs-pflicht
Amylnitrit 0,2!, 0,5! (DAB 6) Inhalt 0,2!, 1.0! (P. I.)	Inhalat	0,03	2 Tropfen (z. B. auf Taschentuch geben und vor die Nase halten).	
Amylum Maidis **Amylum Marantae** **Amylum Oryzae** **Amylum Solani** **Amylum Tritici**	oral rect.	0,5 % 2 %	Als Schleim	
Ancrod	s. c.		Dosierung nur nach Anweisg.	Rp
Anethol	wie Ol. Anisi			
Anetholtrithion	oral	0,0125		Rp
Aneurinhydrochlorid	s. Vitamin B_1			
Angiotensinamid	i. v. Infus.	10 µg/min	Individuell dosieren, bis der Blutdruck sich auf 90—110 mm Hg (systol.) einstellt. Nicht mit Blut, Blut- oder Serumkonserven verabreichen.	Rp
Antazolin	oral i. m., i. v. Nasenspray Hautsalbe	0,05 0,025 0,5 % 2 %	3× tägl.	
Anthrarobin	Hautsalbe Pinselg.	10 % 10 %		
Antidotum Arsenici	oral	120 ml	Eßlöffelweise halbstündlich	
Antifebrin	s. Acetanilid			
Apalcillin	i. v.	2,0	3× tägl. Nicht während 1. Trimenon der Schwangerschaft und der Stillzeit.	Rp
Apomorphinhydro-chlorid 1 Ampulle 0,01 (DAB 8)	s. c. oral	0,005 0,001	Brechmittel Expectorans	Rp

Arzneistoffe Apr—Art

Arzneistoff mit Höchstdosen	Applikationen	Einzeldosis (g) / Konz.	Dosierungshinweise / Bemerkungen	Aufbereitung / Verschreibungspflicht
Aprindin	oral i. v. Infus.	0,05 0,2	1× mgs. Bei höheren Dosen EKG erforderlich. In großem Volumen (mindestens 10fach verdünnt), nur unter klinischen Kontrolle.	Rp
Aprobarbital 0,3!, 0,6! (2. AB-DDR)	oral	0,1		Rp
Aprotinin	i. v. Infus.	200 000 KIE	4—6 stdl.; initial. 500 000 KIE (bis 1 000 000 KIE bei großen Blutungen in der Geburtshilfe und Gynäkologie)	
Aqua Calcariae	oral Schleimhautspülg.	50,0 ∅	Unverdünnt	
Aqua chlorata	Verbandwasser	5 %		
Aqua cosmet. Kummerfeld	Waschwasser	∅	Unverdünnt	
Aqua cresolica (5 %)	Desinfektionsmittel	20 % 50 %	(5fach verd.) für Haut, (1:1 verd.) für Exkrem., Materialien	
Aqua phenolata (2 %)	Desinfektionsmittel	50 % ∅	(1:1 verd.) für Haut Für Exkremente, Materialien	
Arecolinhydrobromid	oral Augentropfen	0,005 1 %		A —, Rp
Argininhydrochlorid	oral i. v. Infus.	1,5 21 %	3× tägl. Nur als Zusatz zu anderen Infusionslösungen. Individuell dosieren unter Kontrolle des Serum-K^+-Spiegels.	
Arsenige Säure 0,005!, 0,015! (P. I.)	oral	0,001	3× tägl. (= Arsen-III-oxid)	Rp
Arterenol		s. Noradrenalinhydrochlorid		

Teil A

Arzneistoffe

A

Arzneistoff mit Höchstdosen	Applikationen	Einzeldosis (g)/Konz.	Dosierungshinweise/Bemerkungen	Aufbereitung/Verschreibungspflicht
Ascorbinsäure	s. Vitamin C			
Askaridol 0,6!, 0,6! (DAB 7)	oral	0,6	1× Wiederholung frühestens nach 2 Wochen, Kinder bis 12 Jahre 0,025 pro Lebensjahr.	Rp
Asparaginase	i. v. 200 E/kg K.G. u. Tag		Anweisg. beachten	Rp
Asparaginsäure	oral i. m., i. v.	0,15 0,15		
Aspidinolfilicin in Öl gelöst (10%) 20,0!, 20,0! (DAB 6)	oral	(10,0)	Bandwurmmittel	Rp
Astemizol	oral	0,01	1× tägl.	
Atenolol	oral	0,05	1× tägl.	Rp
ATP	s. Adenosintriphosphorsäure			
Atropin	s. Atropinsulfat			
Atropinmethylbromid	s. N-Methylatropiniumbromid			
Atropinsulfat 0,005!, 0,01! (DAB 9) 0,002!, 0,004! s. c. 0,001!, 0,003! (P. I.)	s. c., i. v. oral rect. Augentropfen	0,0005 0,0003 0,0003 0,2%	Bei Indoxikat. (Alkylphosphate) mg-Dosen erforderl. Maximal (1% (2. AB-DDR)	Rp
Auranofin	oral	0,003 (= 0,87 mg/Au)	2× tägl. oder 0,006 morgens. Erhöhbar auf 3× tägl. erst nach 4—6 Monaten	Rp
Auro-natriumchlorid	s. Natriumgoldchlorid			RP

17 Arzneistoffe Aur—Azl

Arzneistoff mit Höchstdosen	Applikationen	Einzeldosis (g) / Konz.	Dosierungshinweise / Bemerkungen	Aufbereitung / Verschreibungspflicht
Aurothioglucose	i. m.	0,01-0,05	Dosierungsschema 1. Woche 2× 0,01 (= 4,6 mg Au) 2. Woche 2× 0,025 (= 9,2 mg Au) 3. Woche 2× 0,05 (= 23,0 mg Au) Dosierung variieren nach individueller Verträglichkeit.	Rp
Aurothiopolypeptid	i. m.	0,01—0,2	Enthält 13 % Au (organ. gebd.) Dosierungsschema mit steigender Dosis 1. Woche 2× 0,01 = 2,6 mg Au 2. Woche 2× 0,02 = 5,2 mg Au 3. Woche 2× 0,05 = 13 mg Au weiter bis 2× 0,2/Woche oder 1× 0,5/Woche. Individuell nach Verträglichkeit dosieren. Auch Stoßtherapie ist möglich.	Rp
Axerophtol	s. Vitamin A			
Azapropazon	oral	0,3	Initial und bei akuten Fällen 3× 0,6 zu den Mahlzeiten. Dauertherapie 4× 0,3	Rp
Azathioprin	oral i. v.	0,02/kg K.G. u. Tag 0,003/kg K.G. u. Tag	Mehrere Monate lang. Bei Organtransplantationen bis 0,005 kg/K.G. u. Tag.	Rp
Azatidin	oral	0,001	2× täglich (morgens u. abends). Erhöhbar auf doppelte Dosis.	Rp
Azidamfenicol	Augentropfen Inhalat.	1 % 1 %	Maximal 1 %! (2. AB-DDR)	
Azidocillin (Natrium- und Kaliumsalz)	oral	0,75	2× tägl. Kinder von 2—6 Jahren: 3× 0,25 Säuglinge u. Kind. b. 2 Jahre: 3× 0,125	Rp
Azintamid	oral	0,1	Zu den Mahlzeiten	A —
Azlocillin	i. v. i. v. Infus.	2,0 10,0	4× tägl. 2× tägl. (je in 100 ml Infusionslösung)	Rp

Teil A

Arzneistoffe

Azo—Bar   Arzneistoffe 18

Arzneistoff mit Höchstdosen	Applikationen	Einzeldosis (g)/Konz.	Dosierungshinweise/Bemerkungen	Aufbereitung/Verschreibungspflicht
Azosemid	oral	0,08	morgens	Rp
Bacamipicillin	oral	0,8 0,05/kg K.G. u. Tag	Alle 8 Std.	Rp
Bacitracin	i. m.	20 000 E	8stdl. Erhöhbar bis 100 000 E	Rp, Ausgenommen bis 500 E/g/ml/ bei Anwendung auf Haut oder Schleimhaut
	Hautsalbe	500 E/g		
	Hautpuder	500 E/g		
Baclofen	oral	0,005	Zu Beginn 3× tägl., dann unter Erhöhung individuell einstellen. Zu den Mahlzeiten oder mit Milch. Vorsicht bei Patienten mit Magen- oder Duodenalgeschwüren.	Rp
Bamethan	oral	0,0125	4—6stdl.	
	oral retard	0,1	2× tägl.	
	i. m.	0,05	s. Anweisung	
Bamipin	oral	0,05	3—4× tägl., Säuglinge und Kleinkinder 0,0125	
	Hautsalbe, -Gelée	2 %		
Barbexaclon	oral	0,1	Beginn mit 1× tägl., dann in 2tägigen Abständen um 0,1 erhöhen bis 0,3. Individuell einstellen. Klinisch bis 0,9 pro Tag.	Rp
Barbital 1,0! (DAB 9) 0,75!, 1,5! (2. AB-DDR)	oral	0,25		Rp

Arzneistoffe   Bar—Ben

Arzneistoff mit Höchstdosen	Applikationen	Einzeldosis (g)/ Konz.	Dosierungshinweise / Bemerkungen	Aufbereitung /Verschreibungspflicht
Barbitalnatrium 1,0! (DAB 8) oral: 0,75!, 1,5! i. m.: 0,5!, 1,5! (2. AB-DDR)	oral s. c., i. m.	0,25 0,2		Rp
Bariumsulfid	Enthaarungsmittel	50 %		
Bariumsulfat	oral rect.	150,0 300,0	In Breiform als Röntgenkontrastmittel Röntgenkontrastmittel	
Batroxobin	s. c., i. m. i. v. Wundtupfer	1 Klobusitzky-E 1 Klobusitzky-E unverdünnt	Zusätzlich zu oben bei bedrohlicher Blutung Ampullenlösung	Rp
Beclamid	oral	0,33	Mehrmals täglich, individuell Tagesdosis nicht mehr als 3,0	Rp
Beclomethasondipropionat	Dosieraerosol (1 Stoß = 0,05 mg(!) Wirkstoff)	0,06 %	2 Stöße 3× tägl. als Erhaltungsdosis. In schweren Fällen Beginn mit maximal 20 Stößen pro Tag, dann schrittweise herabsetzen auf Erhaltungsdosis.	Rp
Befunolol	Augentropfen	0,25—0,5 %	2× tägl. 1 Tropfen	Rp
Bemegrid 1,0! (P. I.)	i. v. i. v. Infus.	0,05 0,5	Mehrmals nach Wirkung (als Analepticum) 100—300 ml bei Schlafmittelvergiftung	Rp
Bencyclan	oral i. v., i. a. i. m. i. v., i. a. Infus.	0,1 0,05 0,05 0,2	3× tägl. Bis 3× 0,2 möglich. Sehr langsam injizieren. Bei Bedarf 3—4×/Tag In 250 ml. Maximal 0,5/Tag	Rp
Bendroflumethiazid	oral	0,005	Bei Ödem: Initial bis 4 Einzeldosen/Tag. Erhaltungsdosis $^1/_2$—1 Einzeldosis/Tag. Bei Hypertonie: 1—3× tägl.	Rp

Arzneistoff mit Höchstdosen	Applikationen	Einzeldosis (g) / Konz.	Dosierungshinweise / Bemerkungen	Aufbereitung /Verschreibungspflicht
Benfotiamin	oral	0,05	3—4× tägl.	
Benorilat	oral	3,0	Zu Beginn 2× tägl. Steigern bis zu nicht mehr als 2× 4,0 tägl. Kinder: 7—12 Jahre: 3× tägl. 0,5; 3—6 Jahre: 2× tägl. 0,5; Kleinkinder: 3× tägl. 0,25	
Benperidol	oral oral i. m., i. V	0,001 0,0005 0,001	3× tägl. als Anfangsdosis 3× tägl. als Langzeitdosis. Individuell einstellen 3× tägl. z. Einleitg. d. Behandlung	Rp
Benproperin	oral	0,025	Bis 4× tägl.	
Bentonit	oral Hautpuder	5,0 ∅	In 50—100 ml Wasser. Bei Vergiftung mit Paraquat und anderen Dipyridyliumderiv. unverdünnt	
Benzalkoniumchlorid	Händedesinfektion Wundspülg. Blasenspülg. Umschlag	1 % 0,5 % 0,05 % 0,01 %	Schnelldesinfektion 10 %	
Benzaron	oral Hautcreme	0,1 0,5 %	Zu den Mahlzeiten. Initial doppelte Dosis	
Benzathin-Benzylpenicillin	i. m.	1,2 Mega	1—2× pro Monat	Rp
Benzathin-Phenoxypenicillin	oral	1,5 Mega	3× tägl.	Rp
Benzatropin	s. Benztropinmethansulfat			
Benzbromaron	oral	0,1	1× tägl. nach einer Mahlzeit	Rp
Benzilsäuretropylester	oral rect.	0,0001 (0,1 mg) 0,0005 (0,5 mg)	3× tägl. Säugl. bei Pylorospasmus: 0,01 mg 3× tägl. (vor den Mahlzeiten) Bis 3× tägl.	Rp
Benzinum Petrolei	Waschg.	∅	Unverdünnt	

Arzneistoffe

Arzneistoff mit Höchstdosen	Applikationen	Einzeldosis (g) / Konz.	Dosierungshinweise / Bemerkungen	Aufbereitung /Verschreibungspflicht
Benzocain	buccal oral rect. Wundsalbe Wundpuder	0,01 0,1 0,1 10 % 10 %	Lutschtabletten	
Benzoctamin	oral i. v. i. m.	0,01 0,01 0,01	2× (mgs. u. abds.) Individuell einstellen. Abends u. U. doppelte Dosis. Tägliche Höchstdosis: 0,1 Langsam injizieren	Rp
Benzoësäure	oral Mundspülg. Hautsalbe	0,1 1 % 1 %		
Benzoësäure, aus Benzoëharz	oral	0,1		
Bezonaphthol	oral	0,25	3× tägl. Bis 6,0 pro Tag. Oxyurenmittel	Rp
4-Benzoyl-aminosalicylsäure	oral	4,0		
Benzoylperoxid	Lotio, Hautgel	6 %	Bis 2× tägl.	
N¹-Benzoylsulfanilamid	Vaginalsalbe	10 %		Rp
Benztropinmethansulfonat	oral	0,002	3× tägl.	Rp
Benzydamin	oral i. m. Gargarisma	0,05 0,025 0,15 %	Zu Beginn 4× tägl., nach Wirkungseintritt zurückgehen auf 2—3× tägl. Kinder: 6—12 J.: 0,025; 2—6 J.: 0,02; bis 6 Mte.: 0,007. Bis 3× tägl.	Rp
Benzylbenzoat 0,5!, 1,5! (P. I.)	oral Hautpinselg.	0,2 10,0	in alkohl. Lösung 20 % in alkohl. Lösung	
Benzylnicotinat	s. Nicotinsäurebenzylester			

Arzneistoff mit Höchstdosen	Applikationen	Einzeldosis (g)/ Konz.	Dosierungshinweise / Bemerkungen	Aufbereitung/Verschreibungspflicht
Benzylpenicillin	i. m. i. v. Infus.	0,6–40 Mega I.E. pro Tag 2–3 Mega	Je nach Lage des Falls. Säuglinge: 20–30000 I.E./kg K.G. u. Tag, Kinder bis 12. Lebensjahr: 0,3–0,6 Mega I.E. pro Tag. Bis zu 40 Mega je nach Empfindlichkeit des Erregers	Rp
Benzylsenföl	oral	0,015	1. Tag doppelte Dosis. Je 3× tägl.	
Berberinhydrochlorid	oral Augentropfen	0,1 0,025 %		
Berberinsulfat	oral	0,1		
Betacaroten	oral	0,025	Erhaltungsdosis 1× tägl. Initial höhere Tagesdosis	
Betahistin	oral	0,006	Nach den Mahlzeiten. Tageshöchstdosis 0,036	Rp
Betain-chlorhydrat	oral	0,5		
Betamethason	oral oral-retard i. m. i. v. rectale Instillat. Salbe Lotio Kristallsuspension i. m. intra- u. periarticulär	0,0005 0,001 0,004 0,004 0,005/ 100 ml 0,1 % 0,1 % 0,005 0,005	Erhaltungsdosis/Tag; Anfangsdosis je nach Fall größer. Cushing-Schwellendosis 0,002/Tag Bei bedrohlichen Zuständen bis 0,1 1× abends 1× 1×	Rp
Betaxolol	oral Augentropfen	0,01 0,5 %	1× tägl.; Erhöhg. auf 0,02 möglich 2× tägl. 1 Tropfen	Rp
Bezafibrat	oral	0,2	3× tägl.	Rp

Arzneistoff mit Höchstdosen	Applikationen	Einzeldosis (g) / Konz.	Dosierungshinweise / Bemerkungen	Aufbereitung / Verschreibungspflicht
Bibrocathol	Augensalbe Wundsalbe Wundpulver	3 % 10 % ∅		
Bifonazol	Hautlösg. Hautsalbe	1 %	1× abends auftragen. Nicht länger als 3 Wochen	
Biotin	oral s. c., i. m.	0,01 0,01	Als Tagesdosis	
Biperiden	oral oral retard i. m., i. v.	0,002 0,004 0,0025	Individuell einschleichend dosieren Erhaltungsdosis: 0,006—0,012 pro Tag	Rp
Bisacodyl	oral rect.	0,01 0,01	1× tägl. abends	
Bis-(2-methyl-4-aminochinolyl-6)-carbamid	buccal	0,003	Lutschpastillen	
Bisoprolol	oral	0,005	1× tägl., Erhöhung auf 0,01 möglich	Rp
Blei-II-acetat 0,01!, 0,3! (DAB 6)	oral rect. Augentropfen Umschlag Augensalbe	0,03 0,1 0,5 % 0,5 % 5 %	Maximal 2 % (AB-DDR)	Rp, ausgenommen Bleiessig
Bleomycin	Nur nach spezieller Anweisung			Rp
Bolus alba	oral Wundpulver	30,0 ∅	2 Eßlöffel Unverdünnt	
Bopindolol	oral	0,001	1× tägl.	Rp
Bornaprin	oral	0,002	Zu Beginn 1× tägl., dann langsam erhöhen um jeweils 1 Dosis (Bereich: 0,006—0,012/Tag)	Rp

Bro—Bro — Arzneistoffe

Arzneistoff mit Höchstdosen	Applikationen	Einzeldosis (g) / Konz.	Dosierungshinweise / Bemerkungen	Aufbereitung / Verschreibungspflicht
Bromazepam	oral	0,003	1× abds. z. Einschlafen. Stationär erhöhbar bis 3× tägl. 0,006	Rp
Bromelaine	oral	0,1	4× tägl.; zu Beginn doppelte Dosis vor den Mahlzeiten	
Bromhexin	oral s. c., i. m., i. v. Inhalat	0,008 0,008 0,2 %	Kinder unter 6 Jahren: 0,002 i. v. langsam injizieren. 1 ml 2× tägl.	
Bromisoval	oral	0,3 0,6	Zur Sedierung Abds. zum Einschlafen	Rp
Bromocriptin	oral oral	0,0025 0,00125	Initial 2× tägl. (mgs. u. abds.) während d. Mahlzeit. Langsam erhöhen; bis 0,02—0,04 pro Tag möglich. 3× tägl. bei Amenorrhö.	Rp
Bromoform 0,5!, 1,5! (DAB 6) 0,5!, 1,5! (P. I.)	oral	0,1	4 Tropfen	Rp
Bromoperidol	oral	0,005	1× tägl., Erhöhung bis 0,05 möglich.	Rp
Bromoprid	oral i. m., i. v.	0,01 0,01	Nicht mit einem Psychopharmakon kombinieren. 1—2× tägl.	Rp
Brompheniramin	oral oral retard Hautsalbe	0,016 0,012 2 %	1—3× tägl. 2× tägl. (morgens u. abends)	
Bromsalicylchloranilid	Hautsalbe Hautlösg. Hautpuder	2 % 2 % 2 %		
Bromsulphalein	i. v.	0,005	Pro kg K.G. = 0,1 ml der 5 %igen Lösung pro kg K.G.	
Brotizolam	oral	0,00025	1× tägl.	Rp

Arzneistoff mit Höchstdosen	Appli- kationen	Einzel- dosis (g) / Konz.	Dosierungshinweise / Bemerkungen	Aufberei- tung /Ver- schreibungs- pflicht
Broxaldin	oral	0,04	3× tägl. Maximale Anwendungsdauer 4 Wochen.	
Broxyquinolin	Lutschtabl.	0,25	Möglichst nicht mehr als 3× tägl.	
Buclosamid	Hautlösg. Hautpuder Hautsalbe	10 % 10 % 10 %		
Bufexamac	Hautsalbe, -Creme	5 %		
Buflomedil	oral	0,15	3—4× tägl.	Rp
Bulbocapnin- hydrochlorid	s. c. oral	0,1 0,1	1 ml 10 %	
Bumadizon	oral	0,22	2—3× tägl.	Rp
Bumetanid	oral i. m., i. v. i. v. Infus.	0,0005 (0,5 mg) 0,001 0,003	1× tägl. (möglichst mgs.). In schweren Fällen erhöhbar bis 0,015 pro Tag. Wiederholbar alle 20 Minuten. In 500 ml Infusionslösg. innerhalb 30—60 Min.	Rp
Bunitrololhydrochlorid	oral	0,01	Bei Hypertonie: 2× tägl., auf doppelte Dosis erhöhbar. Prophylaktisch 1—3 Einzeldosen	Rp
Buphenin	oral s. c., i. m. i. v. Infus.	0,003 0,005 0,03	Bis 6× tägl. Innerhalb 6—8 Std.	
Bupivacain	Injekt. peridural	0,25 % 0,75 %	Zur Leitungsanaesthesie und Sympathicus- blockade. Höchstdosis 0,15 (60 ml 0,25 % Lösg.). Bei schlechterem Allgemeinzustand nicht mehr als 0,002/kg K.G.	Rp
Bupranolol	oral	0,05	2× tägl., dann steigerbar bis 3× tägl. Indivi- duell einstellen. Bei Hypertonie doppelte Dosis möglich.	Rp

Arzneistoff mit Höchstdosen	Applikationen	Einzeldosis (g) / Konz.	Dosierungshinweise / Bemerkungen	Aufbereitung /Verschreibungspflicht
Buprenorphin	perlingual i. m., i. v.	0,0002 (0,2 mg) 0,0003 (0,3 mg)	Falls erforderlich alle 6—8 Stunden i. v. langsam injizieren	
Buspiron	oral	0,005	3× tägl.	Rp
Busulfan 0,006!, 0,006! (P. I.)	oral	0,002	1—2× tägl. Blutbildkontrolle notwendig bei Dauertherapie	Rp
Butobarbital 0,8! (DAB 9)	oral	0,1 0,03	Als Schlafmittel Als Sedativum	Rp
Butalamin	oral	0,04	3× tägl.	Rp
Butalbital 0,8! (DAB 8)	oral rect.	0,1 0,1		Rp
Butallylonal 0,6! (DAB 7)	oral	0,2	Vor dem Schlafengehen	Rp
Butamirat	oral	0,005	4—6× tägl.	Rp
Butanilicain	Injekt. Injekt.	0,5 % 1 %	Zu Infiltrationsanaesthesie Zur Leitungsanaesthesie bei zahnärztlichen Eingriffen	
Butetamat	oral	0,015	Vor dem Essen	A —
Butizid	oral	0,005	Zu Anfang 2× tägl.; nach Ausschwemmung der Ödeme 1× tägl. Dauertherapie: 2× wöchentl. 0,01/Tag	Rp
Butylscopolamin	oral i. m., i. v.	0,02 0,02	3—5× tägl. 3—5× tägl.	
Cadmiumsulfid	Haarwaschcreme	1 %	Zu Beginn 2× wöchentl., dann 1× wöchentl.	
Cafaminol	oral	0,05	3× tägl., am 1. Tag doppelte Dosis	

Arzneistoff mit Höchstdosen	Appli-kationen	Einzel-dosis (g)/ Konz.	Dosierungshinweise/ Bemerkungen	Aufberei-tung/Ver-schreibungs-pflicht
Calcaria chlorata	Wundspülg. Schleimhaut-spülg.	2% 2%		
Calcaria usta	Ätzmittel	50%		
Calcifediol	oral	0,05 mg(!)	1× tägl. Calcium- und Phosphatserumspiegel überwachen. Kindertagesdosis 0,03 mg(!)	Rp
Calciferol	s. Ergocalciferol			
Calcitonin	s. c., i. m.	5 I.E./kg K.G. u. Tag	Auf 2—4 Einzeldosen verteilt (bei Hyperkalzae-mie). Anweisung beachten.	Rp
	s. c., i. m.	100 I.E./Tag	Bei Morbus Paget	
	i. v. Infus.	300 I.E.	Langsam innerhalb 24 Std. 6 Tage lang (bei Pankreatitis)	
Calcitriol	oral	0,25 μg(!)	1× tägl. Calcium- und Phosphatserumspiegel überwachen. — Bei Bedarf erhöhbar.	Rp
Calciumaspartat	oral retard i. m. i. v.	0,7 1,0 1,0	3× tägl. (1,0 = 6,57 mval Ca^{++}) 1× tägl. 1× tägl. langsam injizieren	
Calciumbromid	oral	1,0		
Calciumbromid-lactobionat	oral i. m. i. v.	3,0 1,25 1,25	2× wöchentl. 2× wöchentl.	
Calciumcarbonat, Gefälltes	oral Paste, Puder Zahnpulver	1,0 10% ⌀	Unverdünnt	
Calciumchlorid (6 H_2O) (kristallisiert) 2,0!, 8,0! (P. I.)	oral i. v. Salbe Augen-tropfen	1,0 2,0 2% 2%	10 ml 20%, langsam injizieren	

Cal—Cal Arzneistoffe 28

Arzneistoff mit Höchstdosen	Applikationen	Einzeldosis (g) / Konz.	Dosierungshinweise / Bemerkungen	Aufbereitung / Verschreibungspflicht
Calciumchlorid (2 H$_2$O), Getrocknetes	oral i. v. Salbe Augentropfen	0,5 1,0 1 % 1 %	10 ml 10 %, langsam injizieren	
Calciumchloridlösung 50 %		Zur Herstellung definierter Calciumchloridlösungen		
Calciumcitrat	oral	1,0		
Calciumdihydrogenphosphat	oral	1,0		
Calciumdobesilat	oral	0,25	Im allgemeinen 2× täglich, fallweise zu Beginn höhere Dosis	Rp
Calciumfluorid	oral	0,0003 (0,3 mg)	Pro Tag. Nicht mehr als 0,001 pro Tag	
Calciumfolinat	oral i. m. i. m.	0,015 0,003 0,001	Als Antidot gegen Folsäureantagonisten 1× tägl. bei Mangelanaemie	
Calciumglycerinophosphat	oral	0,3		
Calciumglukonat	oral i. m. i. v.	0,3 1,0 1,0	10 % Lösung 20 % Lösung	
Calciumhydrogenphosphat (2 H$_2$O)	oral	1,0		
Calciumphosphat, Teritäres	oral	1,0		
Calciumiodid	oral	0,25		A —
Calciumlactat	oral	1,0		

Arzneistoffe Cal—Cam

Arzneistoff mit Höchstdosen	Applikationen	Einzeldosis (g)/ Konz.	Dosierungshinweise / Bemerkungen	Aufbereitung/Verschreibungspflicht
Calciumlaevulinat	oral i. m., i. v.	1,5 1,0		
Calciummandelat	oral	3,0		
Calciumpantothenat	Salbe	2 %		
Calciumphenylethylharbiturat	oral oral	0,015 0,1	Als vegetativ. Sedativum Als Schlafmittel und Antiepilepticum	Rp
Calciumphosphinat	oral i. m.	0,5 0,1	1 ml 10 %	
Calciumphospholactat	oral	1,0		
Calciumsulfat, Hemihydrat	Gipsverband	∅	Erhärtet mit 50 % Wasser	
Calciumsulfid	Enthaarungsmittel	50 %		
Calciumthiosulfat	i. v.	1,0	1× tägl., langsam injizieren	
Calciumtrinatriumpentetat	i. v. i. v. Infus.	1,0 1,0	Nur bei vitaler Indikation innerhalb 2 Std.; Anwendung nur beschränkte Zeit. Vorschrift beachten	
Camazepam	oral	0,01	2× tägl. (morgens u. abends)	Rp
Campher, Synthet. s. c. oder i. m. 1,0!, 5,0! (P. I.)	s. c., i. m. oral Hautsalbe, Puder	0,2 0,1 10 %	Als Ol.champh.	
Camphora monobromata	oral	0,1	3× tägl.	
Camphersäure	oral Schleimhautspülg.	0,5 1 %		

Arzneistoff mit Höchstdosen	Appli-kationen	Einzel-dosis (g) / Konz.	Dosierungshinweise / Bemerkungen	Aufberei-tung /Ver-schreibungs-pflicht
Camylofin	oral i. v. s. c., i. m. rect.	0,05 0,025 0,025 0,05	2—3× tägl. langsam injizieren	A —
Cantharidin	oral	0,0001		Rp
Capreomycin	i. m.	1,0	1× tägl. 60—120 Tage lang, dann 2—3× pro Woche (für Kombinationstherapie der Tuber-kulose).	Rp
Caprylsäure	Hautsalbe Hautpuder	1,5 % 0,1 %		
Capsicin	Hautsalbe	0,2 %		
Captopril	oral	0,025	Initial 3× tägl. Bei Bedarf erhöhbar.	Rp
Caramiphen	oral	0,01	Individuell nach Bedarf steigern.	Rp
Carazolol	oral	0,005	Initial 1× morgens. Erhöhbar um eine Einzel-dosis pro Woche.	Rp
Carbachol oral 0,004! 0,012! s. c., i. m. 0,0005!, 0,001! (2. AB-DDR)	oral s. c., i. m. Augen-tropfen Augensalbe	0,002 0,0002 1 % 1 %	Maximalkonzentration 1 %	Rp
Carbamazepin oral: 0,08!, 2,5! (2. AB-DDR)	oral	0,2	Anticonvulsivtherapie: Beginn mit 1× tägl., dann erhöhen; je nach Fall bis auf 2—3× tägl. 0,4. Bei Trigeminusneuralgie: Beginn mit 1× tägl., steigern auf 2—5× tägl. Kinder: bis 1 Jahr: 0,1 pro Tag; 1—5 Jahre: 0,2 pro Tag; 5—10 Jahre: 0,4 pro Tag	Rp
Carbazochrom	oral s. c., i. m. i. v. i. v. Infus.	0,015 0,003 0,0015 0,05	1 Std. vor dem operativen Eingriff 0,5 % Lösg. 50fach verdünnt	
Carbenicillin	i. m.	2,0	3—4× tägl.	

31 Arzneistoffe Car—Car

Arzneistoff mit Höchstdosen	Applikationen	Einzeldosis (g)/ Konz.	Dosierungshinweise / Bemerkungen	Aufbereitung /Verschreibungspflicht
Carbenoxolon	oral	0,05	1 Woche 3× 0,1; 2.—4. Woche 3× 0,05 15—30 Min. vor der Mahlzeit.	A —, Rp
	Gel	2 %	Zur Behandlung von Geschwüren und Aphthen im Mund. Alle 4—6 Std. auftragen.	
Carbimazol	oral	0,005	3× tägl. u. mehr als Anfangsdosis. 1× tägl. Erhaltungsdosis	Rp
Carbinoxamin	oral	0,012	2× tägl. (morgens und abends). Nicht f. Kinder unter 6 Jahren	
Carbo activatus	s. Kohle, Medizinische			
Carbocistein	oral	0,75	Kinder: 1—4 Jahre: 0,25 2× tägl. ab 4 Jahre: 0,25 3× tägl. Nicht bei Magen- und Dünndarmgeschwüren.	Rp
Carbocromen	oral	0,075		
	oral retard	0,45	2× tägl. bei schweren Fällen	
	i. v. Infus	0,2	In 250—500 ml 5 % Laevulose Lösung innerhalb 1—2 Std.	
Carboneum tetrachloratum 2,5!, 2,5! (P. I.)	oral	(2,0)	Einmalig! Wurmmittel	Rp
Carboxymethylcellulose	oral	2,0	1× tägl.	
Carbromal	oral	0,25	3× tägl. als Sedativum.	Rp
	oral	0,75	1 Std. vor dem Schlafengehen.	
Carbutamid	oral	0,5	Initial 1× (morgens). Nach Bedarf erhöhen jeweils um 0,25	Rp
Carbuterol	oral	0,002	3× tägl. Erhöhbar bis 0,12 pro Tag.	Rp
Carindacillin	oral	1,0	Alle 6 Std.	Rp
Carisoprodol	oral	0,35	3× tägl.	Rp

Arzneistoff mit Höchstdosen	Appli- kationen	Einzel- dosis (g)/ Konz.	Dosierungshinweise / Bemerkungen	Aufberei- tung /Ver- schreibungs- pflicht
Carmustin	i. v.	0,2/m² Körper- oberfläche	Alle 6 Wochen 1 Einzeldosis	Rp
L-Carnitin	oral	1,5	2—3× tägl.	Rp
Carprofen	oral	0,15	2× tägl. (morgens u. abends). Bei akuten Zuständen bis maximal 4 Einzeldosen	Rp
Carteolol	oral	0,005	1× tägl. morgens nüchtern. Initial doppelte Dosis.	Rp
Carticain	Injekt. Injekt. Injekt.	4 % 2 % 1 %	Für Zahnheilkunde: Maximal 0,5 g (= 12 ml). Für Leitungsanaesthesie: Maximal 30 ml Für Infiltrationsanaesthesie: Maximal 50 ml	Rp
Casein-Hydrolysat	oral i. v.	7,0 15,0	Pro Tag In Dauertropfinfusion	
Cefacetril	i. m., i. v. i. v. Infus	2,0—6,0 pro Tag	Tagesdosis auf 2—6 Einzelgaben zu verteilen. Kinder bis 12 Jahre: 0,05—0,1/kg K.G. u. Tag	Rp
Cefaclor	oral	0,5	3× tägl.	Rp
Cefadroxil	oral	1,0	2× tägl.	Rp
Cefalexin	oral	0,5	3—4× tägl.	Rp
Cefaloridin	i. m.	1,5—4,0/ Tag	Auf 2—3 Einzeldosen verteilt. Tagesdosis bis 6,0 in sehr schweren Fällen möglich. Kinder: 0,03 (— 0,1)kg K.G. u. Tag auf 2—3 Einzeldo- sen verteilt. Neugeborene: 0,03/kg K.G. u. Tag auf 2 Einzeldosen verteilt.	A —, Rp
Cefalotin	oral	1,0	Alle 4—6 Std.	
Cefamandol	i. m., i. v.	1,0	Alle 4—8 Std. Erhöhbar bis 10,0/Tag	Rp
Cefazedon	i. m., i. v., i. v. Infus.	0,5	Tagesdosen: bei grampositiven Erregern 1,0—2,0., bei gramnegativen Erregern 3,0—4,0. Höchste Tagesdosis 6,0.	Rp

Arzneistoffe

Arzneistoff mit Höchstdosen	Applikationen	Einzeldosis (g) / Konz.	Dosierungshinweise / Bemerkungen	Aufbereitung /Verschreibungspflicht
Cefazolin	i. m., i. v.	3,0—4,0	Tagesdosis: Auf 3—4 Einzeldosen verteilen. Tagesdosen von 6,0 sind möglich. Kinder vom 1. Lebensjahr an: 0,025—0,05/kg K.G. u. Tag auf 2—4 Einzeldosen verteilt	Rp
Cefmenoxin	oral	1,0	Alle 12 Std., Erhöhung auf 9,0/Tag möglich.	Rp
Cefoperazon	i. m., i. v. i. v. Kurzinfus.	1,0	Alle 12 Stunden. Bei Bedarf Erhöhung bis 9,0 Tagesdosis, bei eingeschränkter Nierenfunktion bis 4,0 Tagesdosis möglich. Information beachten.	Rp
Cefotaxim	i. m., i. v. i. v. Infus.	1,0 2,0	Alle 12 Stunden. Bis 12,0 Tagesdosis möglich. Kleinkinder und Säuglinge 0,05—0,1/kg K.G. und Tag auf mehrere Einzeldosen verteilt. Bei eingeschränkter Nierenfunktion Dosis anpassen.	Rp
Cefotetan	oral	1,0	Alle 12 Std.	Rp
Cefoxitin	i. m., i. v.	1,0	3× tägl. Maximale Tagesdosis 12,0. Prophylaktisch 1 Stunde vor Operation 2,0 nach 6 und 12 Stunden je 2,0.	Rp
Cefotiam	i. m., i. v. i. v. Infus	1,0 2,0	2—3× tägl. In schweren Fällen Tagesdosis bis 6,0. Kinder 0,05/kg K.G. und Tag auf 2 Dosen verteilt. Nierenfunktion berücksichtigen.	Rp
Cefradin	oral i. m., i. v.	1,0	6stdl. In schweren Fällen bis 8,0/Tag 6stdl.	Rp
Cefsulodin	i. m., i. v.	1,0	2—3× tägl. In bedrohlichen Fällen bis 6,0 Tagesdosis. Kinder 0,02—0,05/kg K.G. u. Tag auf 2—3 Einzeldosen verteilt. Nierenfunktion berücksichtigen, i. m.-Injektion schmerzhaft	Rp
Cefuroxim	i. m., i. v.	0,75	3—4× tägl. Doppelte Dosis möglich	Rp
Celiprolol	oral	0,2	1× morgens	Rp
Cellulose-polyschwefelsäureester	Vaginalovulum	0,1		

Arzneistoff mit Höchstdosen	Applikationen	Einzeldosis (g) / Konz.	Dosierungshinweise / Bemerkungen	Aufbereitung /Verschreibungspflicht
Cetalkoniumchlorid	Händedesinfektion	2 %	Endkonzentration	
	Instrumentendesinfektion	2 %		
Cetirizin	oral	0,01	1× abends	Rp
Cetobemidon	oral	0,005	Langsam injizieren	
	i. v.	0,003		
	s. c., i. m.	0,004		
	rect.	0,01		
Cetrimid	Wund-, Schleimhautspülg.	0,005 %	Endkonzentration	
	Desinfektionslösung	1 %	Endkonzentration	
	Konservierung	0,1 %	Endkonzentration	
Cetylpyridinumsalze	buccal	0,001	In Lutschtabletten	
	Augensalbe	0,025 %		
	Nasensalbe	0,0225 %		
	Mundspülg.	0,5 %		
Chenodesoxycholsäure	oral	0,015/kg K.G. u. Tag	Auf 2 Einzelgaben verteilen.	Rp
Chineonal	oral	0,2		
Chinidin	s. Chinidinsulfat			
Chinidingalacturonat	oral	0,3	1—3× tägl. f. Dauertherapie. Zu Beginn bis doppelte Dosis.	Rp
Chinidinhydrochlorid	wie Chinidinsulfat			

Arzneistoff mit Höchstdosen	Applikationen	Einzeldosis (g) / Konz.	Dosierungshinweise / Bemerkungen	Aufbereitung / Verschreibungspflicht
Chinidinsulfat 0,4! 4,0! (DAB 9) i. v.: 0,3!, 0,9! (P. I.) oral: 0,5!, 2,0! (2. AB-DDR)	oral oral retard oral retard rect.	0,2 0,4 0,6 0,1	1. Tag: 1× als Probedosis, dann 4—6× tägl. 2× tägl. (morgens u. abends) z. Prophylaxe von Herzarrhythmien 2× tägl. (morgens u. abends) bei Dauertherapie	Rp
Chinin	oral	0,3		
Chininbisulfat	wie Chininhydrochlorid			
Chinincinnamylat	wie Chininhydrochlorid			
Chinindihydrobromid	wie Chininhydrochlorid			
Chinindihydrochlorid	wie Chininhydrochlorid			
Chinindihydrochloridcarbamid	i. m.	0,5	1 ml 50 % in Wasser	
Chininhydrobromid	wie Chininhydrochlorid			
Chininhydrochlorid 0,5!, 2,0! (2. AB-DDR)	oral oral	0,1 0,3	Als Bittermittel Als Malariamittel. Prophylaxe 1× tägl. Therapie 3× tägl.	
Chininphosphat	wie Chininhydrochlorid			
Chininsalicylat	wie Chininhydrochlorid			
Chininsulfat	wie Chininhydrochlorid			
Chinintannat	oral	0,5		
Chiniofon	oral rect. Konservierungsm. Wundpulver	0,25 2 % 4 % 10 %	Für Vaccine	
Chinolinol	s. 8-Hydroxychinolin			

Arzneistoff mit Höchstdosen	Appli-kationen	Einzel-dosis (g) / Konz.	Dosierungshinweise / Bemerkungen	Aufberei-tung /Ver-schreibungs-pflicht
Chloralformamidat 4,0!, 8,0! (DAB 6)	oral rect.	0,15 0,08	(Kinder)	Rp
Chloralhydrat 2,0! 6,0! (DAB 6)	oral rect.	1,0 1,0	Vor dem Schlafengehen	Rp
Chlorambucil	oral	0,1 mg/kg K.G.	1× tägl. 3—6 Wochen lang, dann zurückgehen auf 0,03 mg/kg K.G.	Rp
Chloramin		s. Tosylchloramid-Natrium		
Chloramphenicol oral: 1,5!, 4,0! i. v., i. m.: 1,5!, 4,0! (2. AB-DDR)	oral i. v. i. m. Augensalbe Hautsalbe Ohren-tropfen	0,8 1,0 1,0 1 % 2 % 5 %	3—4× tägl. (0,04/kg K.G. u. Tag, bis 4 Wochen lang. In Dauerinfusion: bis 2,0 pro Tag. Gesamtdosis von 27,0 nicht überschreiten. Blutbild kontrollieren!	
Chlorazanil	oral	0,15	1× tägl. nach dem Frühstück. 1—2× wöchentlich.	
Chlorazepat	oral i. v.	0,005 0,10	2—3× tägl. Als Prämedikation bei der Narkose.	Rp
Chlorbenzoxamin	oral	0,01	3× tägl. vor den Mahlzeiten. Bei akuten Zu-ständen bis 5× tägl.	
Chlorbutanol 1,5!, 3,0! (2. AB-DDR)	oral Hautsalbe Augensalbe Konservie-rung	0,5 10 % 0,5 % 0,5 %		
Chlorcarvacrol	rect. Hautsalbe	0,03 % 0,1 %		

37 Arzneistoffe Chl—Chl

Arzneistoff mit Höchstdosen	Applikationen	Einzeldosis (g) / Konz.	Dosierungshinweise / Bemerkungen	Aufbereitung /Verschreibungspflicht
Chlorchinaldol	buccal Hautpaste Hautpuder Hautsalbe Vaginalgel	0,002 5 % 5 % 3 % 1 %	Lutschtabletten	
Chlorcyclizin	oral	0,05		Rp
Chlordiazepoxid 0,025!, 0,1! (2. AB-DDR)	oral	0,03	3× tägl., bei Bedarf (ambulant) doppelte Dosis. Stationär bis 3× 0,03	Rp
Chlorethan	s. Ethylchlorid			
Chlorhexidin	Gargarisma Mundspülg. buccal Dentalgel Händesdesinfekt.	0,1 % 0,002 1 % 4 %	Lutschtabletten 2—3 Min. einwirken lassen. 2$^1/_2$ Min. einwirken lassen.	
5-Chlor-8-hydroxychinolin	Hautsalbe Hautpinselg.	1 % 1 %		
Chlormadinoacetat 0,01!, 0,03! (2. AB-DDR)	oral	0,002	Dosierung je nach Indikation	
p-Chlor-m-kresol (Chlorokresol)	Hautsalbe Hautpuder Händedesinf.	1,5 % 1,5 % 0,2 %	Maximalkonzentration 5 %! (2. AB-DDR)	
Chlormezanon	oral	0,2	2—3× tägl.	Rp
Chlormidazol	Hautsalbe	2,5 %		A —
Chloroform 0,5!, 1,5! (P. I.)	oral Einreibg. Zahntropfen	0,06 50 % 50 %	3 Tropfen Unverdünnt	
Chloroform, pro narcosi	Inhalat.-Narkotik	∅	Unverdünnt	Rp

Arzneistoff mit Höchstdosen	Applikationen	Einzeldosis (g)/ Konz.	Dosierungshinweise / Bemerkungen	Aufbereitung /Verschreibungspflicht
Chloroiodochin	s. Clioquinol			
Chlorophyllin	buccal oral	0,02 0,03	Lutschtabletten 2—3× tägl. 1—3× tägl.	
Chloropyramin	oral i. m., i. v. Hautsalbe	0,025 0,02 1 %	Initial 2—3× tägl. Erhöhen bis doppelte Dosis. In schweren Fällen z. Einleitg.	
Chloroquin i. m.: 0,5!, 1,0! oral: 1,0!, 1,5! (ÖAB 9)	oral oral i. m., i. v.	0,3 0,25 0,25	Als Base 2× wöchentl. z. Malariaprophylaxe. Als Diphosphat 4× tägl. zur Malariatherapie; 1× tägl. bei Rheumatismus. Nur bei schwerer Malaria, 1—2× in 12stündigem Abstand	Rp
Chlorotrianisen	oral	0,024	1× tägl. bei Prostata-Carcinom; initial doppelte Dosis möglich	Rp
Chlorphenamin	oral	0,002 0,006	2—4× tägl. 2× tägl. Kinder unter 6 Jahren: 2—4× 0,0005	
Chlorphenol	s. Monochlorphenol			
Chlorphenoxamin	oral i. v. i. m. Hautsalbe	0,02 0,01 0,01 1,5 %	2—3× tägl. Langsam injizieren 1—2× tägl.	
Chlorpromazin	oral i. m., i. v. rect.	0,025 0,025 0,025	Nach Wirkung dosieren. Stationär bis 9,5/Tag möglich. — Vorsicht im 1. Trimenon einer Schwangerschaft	Rp
Chlorpropamid	oral	0,25	1× tägl., Dosis individuell einstellen. Bis höchstens 0,5 pro Tag.	Rp
Chlorprothixen	oral oral i. m. i. v.	0,005 0,015 0,05 0,05	Zur Sedierung Bei Psychosen, je nach Zustand höhere Dosierung. Ampullenlösg. 4fach verdünnen.	Rp

Arzneistoffe

Arzneistoff mit Höchstdosen	Appli-kationen	Einzel-dosis (g)/ Konz.	Dosierungshinweise/ Bemerkungen	Aufberei-tung/Ver-schreibungs-pflicht
Chlorthalidon	oral oral	0,1 0,05	1× mogens. Bei Ödem initial doppelte Dosis. 3× wöchentl. als Erhaltungsdosis.	Rp
Chlortetracyclin	oral Augensalbe Globuli Hautsalbe Hautpuder Ohren-tropfen	0,25 1 % 0,1 % 3 % 20 % 0,5 %	4× tägl.	Rp
p-Chlor-m-xylenol	Hautpuder, -lösg. Ohren-tropfen	0,5 % 0,4 %	Antisepticum	Rp
Chlorzoxazon	oral	0,25	3× tägl.	
Cholecalciferol	s. Colecalciferol			
Cholinchlorid	i. v. oral	0,2 0,5	1—3× pro Woche	A —
Cholinbitartrat	wie Cholinchlorid			A —
Cholingluconat	i. m.	3,0		
Cholinorotat	oral	1,0	3× tägl.	A —
Cholinstearat	oral Globuli Hautsalbe	0,1 0,04 2 %		A —
Cholinstearat-salicylat	Salbe Liniment	4 % 4 %	Mehrmals tägl.	
Choriongonadotropin i. m.: 5000 I.E.! 5000 I.E. (2. AB-DDR)	i. m.	500 I.E.	2× wöchentl. Individuell dosieren, je nach Alter höher	Rp

Arzneistoff mit Höchstdosen	Applikationen	Einzeldosis (g)/ Konz.	Dosierungshinweise / Bemerkungen	Aufbereitung/Verschreibungspflicht
Chrom-VI-oxid (Chromsäure)	Schleimhautspülg. Pinselg. Ätzmittel	1 % 5 % 8 %	Bei Fußschweiß	
Chrysarobin	Hautsalbe, Pinselg.	5 %		
Chymotrypsin	i. m. Inhalat, Instillat. Wundspülg. Intraocular	25 C. Hb.—E (ca. 0,005) 5 C. Hb.—E (ca. 0,001)	1—2× tägl. s. besondere Anweisg. Zur Zonulolyse bei Staroperationen	
Cianidanol	oral	0,5	Während den Mahlzeiten	
Ciclacillin	oral	2,0—6,0	Tagesdosis: Auf 4 Einzeldosen verteilen. Kinder: 6—14 J. 0,05-0,1/kg K.G. u. Tag. Bis 6 J. 0,1—0,2 kg/K.G. u. Tag. Jeweils auf Einzeldosen verteilen	Rp
Cicletanin	oral	0,05	1× tägl., maximal 0,2/Tag	Rp
Ciclopiroxolamin	Hautlösg., -creme, -puder Vaginalcreme	1 % 1 %	2× tägl. auftragen 1× tägl. ca. 5,0	Rp
Cinchocain	Injekt. Schleimhautspülg. rect. Haemorrhoidalsalbe	0,1 % 0,5 % 0,001 0,05 %	Infiltrationsanaesthesic Oberflächenanaesthesie	Rp
Cimetidin	oral oral i. v. i. v. Infus.	0,2 0,4 0,2 0,08/Std.	2× tägl. zu den Mahlzeiten als Prophyhlaxe. 2× tägl., kurativ. Bis 1,0 pro Tag. alle 4—6 Std. 24 Std. lang. Gesamtdosis 2,0.	Rp

Arzneistoffe

Arzneistoff mit Höchstdosen	Appli-kationen	Einzel-dosis (g) / Konz.	Dosierungshinweise / Bemerkungen	Aufberei-tung / Verschreibungs-pflicht
Cinchonidinsulfat	oral	0,3	Malariamittel	
Cinchonin	oral	0,3	Malariamittel	
Cinchoninhydrochlorid	oral	0,3	Malariamittel	
Cinchoninsulfat	oral	0,3	Malariamittel	
Cinchophen	oral rect. Einreibg.	0,5 0,5 10 %	3× tägl., Pausen einschieben	Rp, A —
Cineol	s. Eucalyptol			
Cinnarizin	oral	0,075	2—3× tägl. Bei Langzeitanwendung 1× tägl.	Rp, A —
Cinoxacin	oral	0,5	2× tägl.	Rp
Ciprofloxacin	oral	0,25	2× tägl. bis 0,75/Tag	Rp
Cisaprid	oral	0,009	1—2× tägl.	Rp
Cisplatin	i. v. Infus.	0,05/m² Körper-oberfläche	5 Tage hintereinander, dann Intervall von 5 Wochen.	Rp
Citronensäure	oral Waschg.	0,5 1 %	Zu den Mahlzeiten	
Clemastin	oral i. v.	0,001 0,002	2× tägl. vor der Mahlzeit. Kinder bis 6 Jahre: 2× 0,005 1—2× tägl.	Rp
Clemizol	oral s. c., i. m., i. v. Hautsalbe	0,02 0,01 2 %		

Arzneistoff mit Höchstdosen	Applikationen	Einzeldosis (g) / Konz.	Dosierungshinweise / Bemerkungen	Aufbereitung /Verschreibungspflicht
Clemizol-Penicilin	i. m.	1 Mega	1× tägl., in schweren Fällen 2× tägl. Kinder bis 10 Jahre: 250 000—500 000 I.E. Säuglinge bis 1 Jahr: 250 000 I.E. jeweils 1× tägl.	Rp
Clenbuterol oral: 0,00004!, 0,00008! (2. AB-DDR)	oral	0,02 mg	2× tägl. Bei Langzeitbehandlung Dosiseduktion möglich	Rp
Clindamycin	oral	0,15—0,45	Alle 6 Stunden. Kinder älter als 4 Wochen: 0,008—0,2/kg K.G. u. Tag, verteilt auf 4 Einzeldosen. Kinder unter 10 kg K.G.: 3× 0,038/kg K.G. und höher.	Rp
Clioquinol	oral	0,25	3× tägl. Maximale Anwendungsdauer 4 Wochen. Bei Amoebiasis zu Therapiebeginn bei Bedarf bis doppelte Dosis.	
	Wundpuder	∅	unverdünnt	
Clobazam	oral	0,01	2—3× tägl. Stationär höhere Dosierung möglich.	Rp
Clobetasol	Hautsalbe, -creme	0,05	1—2× tägl. auftragen	Rp
Clobutinol	oral s. c., i. m., i. v.	0,04 0,02	3× tägl.	
Clodantoin	Hautcreme	1 %	2× tägl., mindestens 14 Tage lang	
Clofedanol	oral	0,025	Kontaktinsekticid. Antisepticum	
Clofezon	oral rect.	0,2 0,4	3× tägl.	Rp, A —
Clofibrat 1,0!, 3,0! (2. AB-DDR)	oral	0,5	Zu Beginn 2× tägl., nach 2—3 Tagen erhöhen auf eine Tagesdosis von 1,5—2,0. Die Wirkung gleichzeitig verabreichter Antikoagulantien von Cumarintyp kann verstärkt sein.	Rp
Clofibrid	oral	0,9	2× täglich (morgens u. abends)	Rp

Arzneistoffe

Arzneistoff mit Höchstdosen	Applikationen	Einzeldosis (g) / Konz.	Dosierungshinweise / Bemerkungen	Aufbereitung /Verschreibungspflicht
Clomethiazol	oral i. v. Infus.	0,5 5,0—8,0	1× abds.; je nach Indikation 3× tägl. Bei Delirium tremens. Achten auf Blutdrucksenkung und Atemverlangsamung.	Rp
Clomifen	oral	0,05	1× tägl., 5 Tage lang. Anweisung beachten.	Rp
Clomipramin oral; 0,075!, 0,225! i. m.: 0,05!, 0,15! (2. AB-DDR)	oral i. m. i. v. Infus.	0,025 0,025 0,05/Tag	Einschleichend erhöhen und individuell einstellen. Erhaltungsdosis 0,05—0,1 pro Tag. Langsam steigern (bis 0,15/Tag) möglich. Vorsicht bei Herzerkrankungen und Kollapsneigung. In 500 ml isotonischer Kochsalz- oder Glukoselösung.	Rp
Clonazepam oral: 0,004!, 0,02! (2. AB-DDR)	oral i. v.	0,0005 0,001	Einschleichend erhöhen bis Wirkung.	Rp
Clonidin oral: 0,0006!, 0,002! i. v.: 0,0003!, 0,001! (2. AB-DDR)	oral oral retard s. c., i. m. i. v. Augentropfen	0,075 mg 0,25 mg 0,15 mg 0,15 mg 0,15 %	2× tägl. Langsam steigern auf 3× 0,15 mg. Weitere Dosiserhöhung ist möglich, in jedem Fall individuell einstellen. Sedierung beachten. Langsam ausschleichen. 1× tägl. Erhöhung auf doppelte Dosis möglich. Bis 4× tägl. Langsam injizieren (10 ml in 10 Min.). Initialer Blutdruckanstieg ist möglich. Konzentration individuell	Rp
Clopamid	oral oral	0,02 0,01	1× tägl. (morgens) bei Ödemen. Auf Hypokaliaemie achten. Jeden 2. Tag 1× zur Langzeitbehandlung.	Rp
Clopenthixol	oral i. m.	0,01 0,025	Ambulant 1—4× tägl. Stationäre Tagesdosis: 0,075—0,1. Herzleistung und Blutbild überwachen. In Notfällen 0,05—0,1 (Tagesdosis 0,075—0,15).	Rp
Cloprednol	oral	0,0025	1× tägl. morgens. Dosis dem individuellen Bedürfnis erhöhend anpassen.	Rp
Clostebol	i. m.	0,04	2× wöchentl. 3 Wochen lang, dann 3 Wochen Pause usw.	Rp

Arzneistoff mit Höchstdosen	Appli-kationen	Einzel-dosis (g)/Konz.	Dosierungshinweise/Bemerkungen	Aufberei-tung/Verschreibungs-pflicht
Clotiazepam	oral	0,005	Als Sedativum 3× tägl. Als Einschlafmittel 0,01 $^{1}/_{2}$ Std. vor dem Schlafengehen.	Rp
Clotrimazol	Hautlösung 1 % Hautcreme 1 % Hautspray 0,3 % Hautpuder 1 % Vaginaltabl. 0,5 Vaginalcreme 1 %		2—3× tägl. ⎫ 2—3× tägl. ⎬ Bis 4 Wochen lang. ⎭ 1× tägl. ⎫ Kombiniert mit Hautbehandl. ⎬ 3 Tage lang. ⎭	Rp
Cloxacillin	oral	1,0	2—4× tägl., bis max. 6,0	Rp
Clozapin	oral	0,025	Individuelle Anweisung	Rp
Cloxiquin	Hautsalbe 1 %		2× tägl. auftragen	A —
Cobamamid	oral i. m.	0,001 0,001	1—2× tägl. 2× wöchentl. bis 1× tägl.	
Cocainhydrobromid	wie Cocainhydrochlorid			Rp
Cocainhydrochlorid 0,05!, 0,15 (DAB 7) Max. Konz. an Schleimhäuten des Nasen-Rachen-Raumes: 20 % Max. Konz. am Auge: 4 %	Oberflächen-anaesthet. Inhalation Augen-tropfen Augensalbe	10 % 1 % 2 % 2 %	Höchstabgabemengen: f. d. Arzt: 1,0! f. d. Patient: 0,1!	Rp
Cocainnitrat 0,05!, 0,15! (DAB 6)	s. Cocainhydrochlorid			Rp
Cocarboxylase	s. c., i. m., i. v.	0,05	Mehrmals täglich wiederholbar.	
Codein 0,1!, 0,3! (DAB 9)	wie Codeinphosphat			Rp
Codeinhydrochlorid	wie Codeinphosphat			Rp

Arzneistoffe — Cod—Col

Arzneistoff mit Höchstdosen	Appli-kationen	Einzel-dosis (g)/ Konz.	Dosierungshinweise/ Bemerkungen	Aufberei-tung/Ver-schreibungs-pflicht
Codeinphosphat 0,1!, 0,3! (DAB 9)	oral rect.	0,03 0,03		Rp
Codeinsulfat	wie Codeinphosphat			Rp
Codethylin	s. Ethylmorphinhydrochlorid			Rp
Coffein 0,3!, 1,0! (P. I.)	oral	0,1		
Coffeincitrat	oral	0,1		
Coffeinhydrobromid	wie Coffein			
Coffein-Natr.benzoat	wie Coffein-Natr.salicylat			
Coffein-Natr. cinnamylat	wie Coffein-Natr.salicylat			
Coffein-Natr.salicylat 0,5!, 2,0! (P. I.)	i. m. oral	0,2 0,2		
Colchicin 0,002! 0,006! (DAB 9), 0,001!, 0,003! (P. I.)	oral	0,0005		Rp
Colecalciferol 0,015! f. Stoß (ÖAB 9)	oral	0,025 mg 0,5 mg 10 mg	Pro Tag zur Prophylaxe Pro Tag zur Therapie Als 1maliger Stoß, Kalziumwerte in Blut u. Harn kontrollieren	Rp
Colecalciferol-Cholesterin 0,03! für einen Zeit-raum von 3 Mon. (DAB 8)	oral	2fache Dosierung von Cole-calciferol		Rp
Colestipol	oral	5,0	Bis 30,0 Tagesdosis. Mit reichl. Flüssigkeit.	Rp
Colestyramin	oral	4,0	3× tägl.	Rp

Arzneistoff mit Höchstdosen	Appli-kationen	Einzeldosis (g) / Konz.	Dosierungshinweise / Bemerkungen	Aufbereitung / Verschreibungspflicht
Colistin	oral	$1,5$—10^6E ($= 0,05$ Base)	Alle 6 Std.	Rp
	i. m.	1—10^6E	$3\times$ tägl.	
	i. v. Infus.	3—10^6E	Tagesdosis. Größere Dosis ist möglich.	
	Inhalat.	10^4E/ml		
Cortexonacetat	s. Desoxycorticosteronacetat			
Corticotrophin s. c., i. m.: 30 I.E.!, 150 I.E. — i. v.: 100 I.E. (Dauerinfus) (2. AB-DDR)	i. m.	60 I.E.	Pro Tag. Auf 4—6 Einzeldosen verteilt. Nach 2—3 Tagen Dosis abbauen	Rp
	s. c.	40 I.E.	Jeden 2. Tag	
	i. m. Depot	20 I.E.	$1\times$ tägl.	
	i. v. Infus	bis 200 I.E.	Zu diagnostischen Zwecken.	
Cortison	s. Cortisonacetat			
Cortisonacetat 0,15!, 0,3! (P. I.)	oral	0,1	$1\times$ tägl. morgens bei Beginn der Behandlung, dann	Rp
	oral	0,005	4—$6\times$ tägl. als Erhaltungsdosis. Individuell einstellen.	
	s. c., i. m.		Gleiches Dosierungsschema wie bei Einnahme.	
	Augentropfen	1 %		
	Augensalbe	0,5 %		
Cotarniniumchlorid	s. c.	0,05		
	oral	0,05	$3\times$ tägl.	
Co-trimoxazol (Trimethoprim + Sulfamethoxazol)	oral	0,16 + 0,8	$2\times$ tägl. bei akuten Infektionen.	Rp
	oral	0,08 + 0,4	$2\times$ tägl. bei Langzeitanwendg. (länger als 14 Tage).	
	i. v. Infus.	0,16 + 0,8	$2\times$ tägl., maximal 5 Tage lang.	
Creosol, Rohes	Desinfekt.-Mittel	2 %	Für Exkremente, Materialien	

Arzneistoffe

Arzneistoff mit Höchstdosen	Appli-kationen	Einzel-dosis (g) / Konz.	Dosierungshinweise / Bemerkungen	Aufberei-tung / Verschreibungs-pflicht
Cromoglicinsäure	oral	0,2	4× tägl., vor den Mahlzeiten	
	Inhalat.	0,02	4× tägl. mit Spinhaler	
	Dosier-aerosol	0,002	4× tägl.	
	Nasal	0,02	4× tägl. mit Pulverbläser	
Crotamiton	Hautsalbe Hautwaschg.	10 % 10 % }	5 Tage lang	A —
Curcumin	oral	0,02		A —
Cyanocobalamin	s. Vitamin B_{12}			
Cyclandelat	oral	0,2	Initial 0,4 bis 5× tägl., Dauerbehandlg. 2× tägl.	
Cyclobarbital Ca-Salz 1,2! (DAB 9)	oral rect.	0,2 0,2		Rp
Cyclofenil	oral	0,2	Ab 5. Cyclustag 3× tägl. 5 Tage lang	Rp
Cyclopentolat	Augen-tropfen	1 %		Rp
Cyclophosphamid oral: i.v., 0,5, 1,0! (2. AB-DDR)	oral i. v. i. v.	0,05 0,3 0,03/kg. K.G.	0,1—0,2 pro Tag, als Dauerbehandlg. Vorschrift beachten. Initial 1× tägl. Individuell. Als 1maliger Stoß	Rp.
Cycloserin	oral	0,125	1× tägl. initial. Langsam erhöhen bis Erhaltungsdosis von 3× 0,25	Rp
Cyclothiazid	oral	0,001 0,002	Ödemausschwemmung: 1× tägl. (morgens), bis 0,002 möglich. Daueranwendung (bei Hypertonie): 1× tägl.	Rp
Cyclovalon	oral	0,1	3× tägl. vor den Hauptmahlzeiten (15—30 Min.).	
Cymarin	oral	0,0005 (0,5 mg)	Individuell einstellen.	

Arzneistoff mit Höchstdosen	Appli-kationen	Einzel-dosis (g) / Konz.	Dosierungshinweise / Bemerkungen	Aufberei-tung / Ver-schreibungs-pflicht
Cynarin	oral	0,25	Zu den Mahlzeiten	
Cyproheptadin	oral	0,004	Zu Beginn 1× tägl. nach den Mahlzeiten; bei Bedarf bis 4× tägl. Kinder: 7—14 Jahre: 0,004 1× tägl. abends (bis 3× tägl.); 2—6 Jahre: 0,002 1× tägl.	Rp
Cyproteron	oral	0,05	Nur für Männer: 2× tägl. (selten doppelte Dosis)	Rp
	i. m.	0,3	Alle 14 Tage	
L-Cystein	oral	0,3	2× tägl. 3 Monate lang	
	i. m., i. v.	0,1	1—2× tägl.	
	Augengel	2,4 %	4—5× tägl.	
L-Cystin	oral	0,5		
Cytarabin	Nur nach Anweisung			Rp
Cytidin	Augen-tropfen	0,1 %		
Dactinomycin	i. v.	0,0005/Tag (0,5 mg)	Höchstens 5 Tage lang	Rp
		0,05 mg/ K.G.	Für untere Extremität. Nur Richtdosis/Tag.	
		0,035 mg/ K.G.	Für obere Extremität. Nur Richtdosis/Tag. Anwendungsvorschriften beachten.	
Danazol	oral	0,1	2× tägl. Individuell einstellen, bis 0,8/Tag möglich.	Rp
Dantrolen (Natrium 3½ H$_2$O)	oral	0,025	Initial 2× tägl., dann einschleichend erhöhen. Bei Bedarf bis 4× 0,05 Tagesdosis 0,4 länger als 2 Monate.	Rp
	i. v. Infus.	0,001 kg/ K.G.	Mittlere Dosis 0,0025/kg K.G. und Tag. Maximale Tagesdosis 0,01/kg K.G.	
Dantron	oral	0,3	1× (abends)	A —
Dapson	oral	0,05	Bis 4× tägl.	Rp

Arzneistoffe

Arzneistoff mit Höchstdosen	Applikationen	Einzeldosis (g)/ Konz.	Dosierungshinweise / Bemerkungen	Aufbereitung /Verschreibungspflicht
Daunorubicin	i. v.	0,001/kg K.G. u. Tag	Nicht länger als 1 Woche. Nur in Klinik.	Rp
Deanol	oral	0,1	2—4× tägl.	Rp, Tagesdosis mehr als 0,05
Deferoxamin	oral	0,5	Bei Eisenablagerung initial: 2× tägl., dann 1× tägl.	Rp.
	oral	0,5	Alle 4—6 Std. Bis 10,0/Tag. Gleichzeitig i. m. Bei Eisenvergiftung.	
	i. m.	1,0		
	i. v.	1,0		
Dehydrocholsäure	oral	0,25		A —
	i. v.	0,5	5 %ige Lösung	
Demeclocyclin	oral	0,3	2—4× tägl. Kinder: 0,006—0,012/kg K.G. u. Tag auf 2—4 Einzeldosen verteilt.	Rp
Dequaliniumchlorid	buccal	0,00025	Lutschtabletten, alle 3 Std.	
	Hautsalbe, -spray	0,4 %		
	Vaginalsalbe	0,2 %	1—2× tägl.	
	Vaginaltabl.	0,025		
Desacetyl-lanataglykosid C (Deslanosid) i. v.: 0,001!, 0,001! Erhaltungsdosis: 0,0004 (2. AB-DDR)	i. v.	0,8 mg	1× tägl. bis zur Kompensat., dann oral	Rp
Desipramin oral: 0,075!, 0,25! i. m.: 0,025!, 0,1! (2. AB-DDR)	oral	0,025	Zu Beginn 1—3× tägl., n. Bedarf steigern auf 2—3× 0,05, Erhaltungsdosis 0,075—0,1 pro Tag.	Rp
Desmopressin	Naseninstillat.	0,01 mg	2× tägl.	Rp
Desonid	Hautsalbe	0,05		Rp

Des—Dex   Arzneistoffe 50

Arzneistoff mit Höchstdosen	Applikationen	Einzeldosis (g) / Konz.	Dosierungshinweise / Bemerkungen	Aufbereitung / Verschreibungspflicht
Desoximetason	Hautsalbe	0,25 %		Rp
Desoxycorticosteron-acetat oral: 0,02!, 0,05! i. m.: 0,01!, 0,05! Implantat: 0,4! (2. AB-DDR)	perlingual i. m.	0,002 0,001	In Öl	Rp
Desoxycorton	s. Desoxycorticosteron-acetat			Rp
Dexamethason	oral i. v. i. m. Depot intraartikul. periartikul. Augentropfen Hautsalbe Aerosol	0,001/Tag 0,002 0,01 0,02 0,02—0,04 0,1 % 0,1 % 0,25 mg	Als Erhaltungsdosis. Initial 0,05 u. mehr je nach Indikation. In Notfällen bis 0,02. Für 14 Tage ausreichend. In große Gelenke bis 0,04 Mehrmals tägl. auftragen. 5× tägl.	Rp
Dexchlorpheniramin	oral	0,002	3—4× tägl.	
Dexpanthenol	s. Pantothenol			
Dextranomer	Streupuder	∅	Unverdünnt	
Dextromethorphan-hydrobromid 0,05!, 0,15! (DAB 9)	oral	0,015		
Dextromoramid	oral	0,01	3× tägl. Erste Dosis $^1/_2$	
Dextropropoxyphen	oral oral retard	0,05 0,15	2× tägl. Bis 4× tägl. möglich	Rp
Dextrothyroxin	oral	0,001	Initial 1× tägl. Erhöhung nach 14 Tagen auf 1× 0,002. Nach weiteren 14 Tagen auf 2× 0,002, Steigerung auf 2× 0,004 mögl. Jeweils vor Frühstück u. Mittagessen. Vorsicht bei gleichzeitiger Anwendung von Anticoagulantien und bei Herzkrankheiten.	Rp

Arzneistoffe   Dia—Dib

Arzneistoff mit Höchstdosen	Applikationen	Einzeldosis (g) / Konz.	Dosierungshinweise / Bemerkungen	Aufbereitung / Verschreibungspflicht
Diacetylaminotoluol	Wundsalbe Wundpuder	2,5 10 %		
Diacetylmorphin	s. Diamorphin			
Diaethazin oral: 0,15!, 0,3! i. m.: 0,15! 0,3! (DAB 7 DDR)	oral i. m.	0,05 0,05		Rp
Diaethylaminsalicylat	Hautsalbe	8 %		
Diamorphin 0,005!, 0,015! (DAB 7)	oral	0,003	Gefährliches Suchtgift. Wird in der BRD nicht mehr vertrieben	Rp
Diazepam	oral i. m. rect.	0,002 0,01 0,005	Tagesdosis: 0,005—0,015	Rp
Diazoxid	oral i. v.	(0,1) 0,3	Zu Beginn 0,005/kg K.G. u. Tag, dann individuell einstellen. Kinder: 0,015—0,02/kg K.G. u. Tag auf 2—3 Einzeldosen verteilt. Bei hypertensiver Krise. Nur in periphere Venen.	Rp
Dibekacin	i. m. i. v. i. v. Infus.	0,002/kg K.G. u. Tag 0,002/kg K.G. u. Tag 0,002/kg K.G. u. Tag	Auf 2—3 Einzeldosen verteilen. In 2—3 Einzeldosen. Innerhalb 4 Minuten injizieren. In 2—3 Einzeldosen. Jeweils innerhalb 40 Minuten infundieren. Bei Bedarf Tagesdosis bis 0,006/kg K.G. erhöhbar.	Rp
Dibenzepin	oral oral retard i. m., i. v. i. v. Infus.	0,12 0,24 0,04 0,36	Zu Beginn 1× tägl. (abends); bei Bedarf steigerbar auf Tagesdosen von 0,48—0,72. Erhaltungsdosis: 0,24—0,36. Ausschleichende Dosierung. Zu Beginn 1× morgens doppelte Dosis, dann nach 2—3 Monat. 1× morgens einfache Dosis Bis 0,36/Tag Innerhalb 2—4 Std.	Rp

Teil A

Arzneistoffe

A

Dib—Die   Arzneistoffe   52

Arzneistoff mit Höchstdosen	Applikationen	Einzeldosis (g)/ Konz.	Dosierungshinweise / Bemerkungen	Aufbereitung/Verschreibungspflicht
Dibromsalicil	buccal Augensalbe Hautsalbe Hautpinselg. Hautpuder	1 % 1 % 1 % 1 % 1 %	Mundpastillen	
Dichlorbenzylalkohol	Hautwaschg.	0,3 %		
Dichlorophen	Hautseife Hautsalbe Hautpuder Hautspray	3,0 % 2,0 % 5 % 2,5 %	Antimykoticum	
Diclofenac	oral oral retard i. m. rect.	0,025 0,1 0,075 0,05	3× tägl. Initial doppelte Dosis. 1× tägl.	Rp
Diclofenamid	oral	0,05	Bei akutem Glaukom initial 0,1—0,2, dann alle 6 Stunden 0,05. Bei chronischem Glaukom Normdosis 2—3× täglich.	Rp
Dicloxacillin	oral i. m., i. v.	0,5 0,5	4× tägl. ⎱ in schweren Fällen 4× tägl. ⎰ bis doppelte Dosis Kinder: 1—6 Jahre 4× 0,25; Säuglinge bis 3 Mte.: 3× 0,02/kg. K.G. Frühgeborene: 2× 0,01/kg K.G. i. m. oder i. v.	Rp
Dicycloverin	oral	0,02	Nach d. Mahlzeiten	
Dienestrol	oral	0,0005	Bei Ausfallerscheinungen 2—3× tägl. Individuell	Rp
	i. m. oral	0,0005 0,015	Zur Unterdrückg. d. Lactation. 3 Tage 3× tägl., dann 6 Tage 1× tägl.	
	i. m. oral i. m. Salbe	0,015 0,01 0,01 2,5 %	2—3× tägl. bei Prostata- und Mammacarcinom.	
Diethylpropion	oral oral retard	0,025 0,06	3× tägl. ½ Stunde vor der Mahlzeit. 1× tägl. 2 Std. vor dem Mittagessen.	Rp

53 Arzneistoffe — Die—Dih

Arzneistoff mit Höchstdosen	Appli-kationen	Einzel-dosis (g)/Konz.	Dosierungshinweise / Bemerkungen	Aufberei-tung/Ver-schreibungs-pflicht
Diethylstilbesterol (nur zurückhaltend verordnen!)	buccal oral s. c., i. m. oral i. m. oral i. m. Implantat Salbe Vaginalovula	0,001 0,001 0,005 0,005 0,005 0,01/Tag 0,01/Tag 0,025 0,05 % 0,00025	Bei Ausfallerscheinungen 2× tägl., dann individuell einstellen. Bei Cyclusstörungen: nur in der 1 Cyclushälfte. Zur Unterdrückg. d. Lactation. 3 Tage 3× tägl., dann 6 Tage 1× tägl. Bei Prostata- und Mammacarcinom. 1× abends	Rp
Diethylstilbestrol-dipropionat oral: 0,001!, 0,005! i. m.: 0,0005!, 0,0005! (DAB 7 — DDR) (nur zurückhaltend verordnen!)	oral i. m. Implantat Hautsalbe	0,00025 0,005 0,005 0,005	In Öl Individuell dosieren	Rp
Diflorason	Hautsalbe, -creme	0,05 %	2× tägl. auftragen	Rp
Diflucortolon	Hautsalbe, -creme	0,1 %	Initial 2—3× tägl. auftragen, nach Besserung 1× tägl.	Rp
Diflunisal	oral	0,5	2× tägl.	Rp
Digitoxin crist. (0,001!) oral i. v.: 0,0005! — (DAB 7) 0,0005!, 0,001! (P. I.)	oral oral i. v.	0,001 0,0001 0,0001	Vollwirkdosis (mittelschnelle Sättigg.) Erhaltungsdosis	Rp
Digoxin 0,0015!, 0,002! i. v.: 0,001! 0,0015! (P. I.)	oral oral i. v.	0,0025 0,0005 0,0005	Vollwirkdosis (mittelschnelle Sättigg.) Erhaltungsdosis	Rp
Dihydralazin oral: 0,1!, 0,3! (2. AB-DDR)	oral	0,0125	3× tägl. zu Beginn der Behandlung, dann steigerbar. Nicht mehr als 0,2/Tag!	Rp

Dih—Dik Arzneistoffe 54

Arzneistoff mit Höchstdosen	Applikationen	Einzeldosis (g) / Konz.	Dosierungshinweise / Bemerkungen	Aufbereitung /Verschreibungspflicht
Dihydrocodeinhydrogentartrat 0,05!, 0,15! (DAB 9)	oral oral retard	0,01 0,02	Bis 3× tägl. 2× tägl. (morgens u. abends)	Rp
Dihydroergocristin oral: 0,002!, 0,006! i. v., i. m.: 0,001!, 0,003! (2. AB-DDR)	oral i. m., i. v.	0,001 0,0003 (0,3 mg)	3× tägl. 1—2× tägl.	Rp
Dihydroergotamin oral 0,002!, 0,01! s. c., i. m., i. v.: 0,001!, 0,005! (2. AB-DDR)	oral oral retard s. c., i. m. i. v.	0,002 0,0025 0,001 0,0005	3× tägl. 2× tägl. Sehr langsam injizieren.	Rp
Dihydrostreptomycinhydrochlorid	oral i. m.	0,5 0,5	Nicht mehr als 1,3 pro Tag. 2× tägl. Nicht intralumbal injiz.; aber möglich: intrapleural, intraperitonal, intrathekal	Rp
Dihydrostreptomycinsulfat	wie Dihydrostreptomycinhydrochlorid			Rp
Dihydrotachysterol 0,015!, 0,015! (2. AB-DDR)	oral	0,001/Tag	Laufende Kontrolle des Serumcalciumspiegels erforderlich.	Rp
Dihydroxy-aluminium-natrium-carbonat	oral	0,4	Antacidum	
3,3-Di-(p-hydroxyphenyl)-isatin	oral rect.	0,01 0,015	1× tägl. (abends)	
Diiodtyrosin	i. v.	0,04	2—3× tägl.	
Diisopropylamin	oral	0,06	3× tägl.	
Dikaliumclorazepat	oral oral i. m., i. v. i. v. Infus.	0,005 0,02 0,1 0,1	3× tägl. Bei Schlafstörungen (abends) 1—3× tägl. In 500 ml isotonischer Kochsalz- oder Glukoselösg.	Rp

Dil—Dim

Arzneistoff mit Höchstdosen	Applikationen	Einzeldosis (g)/ Konz.	Dosierungshinweise/ Bemerkungen	Aufbereitung/Verschreibungspflicht
Dilazep	oral	0,05	3× tägl.	Rp
Diltiazem	oral retard	0,06	3× tägl.	Rp
Dimenhydrinat	oral i. v. i. m. rect.	0,05 0,05 0,1 0,15	Bis 6stdl., als Antiemeticum. 3—4× tägl.	
Dimercaprol	i. m.	0,0025 pro kg K.G. u. Tag	2—3 Tage lang, dann Dosis herabsetzen. Bei akuter Vergiftung 1. und 2. Tag 0,0025 kg/K.G. 4stdl., 3. Tag 0,0025 kg/K.G. 6stdl., 4—10 Tag 0,025 kg/K.G. 2× tägl.	
Dimetacrin	oral	0,075—0,6	Als Tagesdosis je nach Wirkung.	Rp
Dimeticon	s. Dimethylpolysiloxan			
Dimethoxydiethylstilben	s. c., i. m. i. m.	0,012 0,035	1× bei klimakterischen Beschwerden. Wiederholg. erst bei Neuauftreten v. Beschwerden. 1× tägl. am 1. und 12. Behandlungstag (dazu v. 17.—26. Tag ein Gestagen) bei Amenorrhö. 1× tägl. alle 10 Tage bis insgesamt 0,14 g. Dann 0,012 alle 3—4 Wochen bei Prostatacarcinom.	
2-Dimethylamino-1-1-diphenylethan	Ohrentropfen	1,5 %	In Glycerol	
Dimethylbenzimidazolcobamid	oral i. m.	0,001 0,001	1—2× tägl. 2× wöchentl.	
1,4-Dimethyl-7-isopropylazulen (Guajazulen)	oral i. m. Hautsalbe Hautpuder	0,02 0,05 0,02 % 0,003 %	3× tägl. 1× tägl.	A —
Dimethylmercaptobenzimidazol	oral	0,025	Anweisung beachten.	
Dimethylpolysiloxan (Dimeticon)	oral Kautabletten	0,04 0,08	Nach den Mahlzeiten.	

Arzneistoff mit Höchstdosen	Applikationen	Einzeldosis (g) / Konz.	Dosierungshinweise / Bemerkungen	Aufbereitung /Verschreibungspflicht
2,7-Dimethylthianthren	s. Mesulfen			
1,2-Dimethylxanthin-7-essigsäure-7-(β-dimethyl-aminoethoxy)-flavon	oral	0,015	3× tägl.	
Dimetinden	oral	0,001	3× tägl. Kinder 1—8 Jahre: 3× 0,0005 (0,5 mg); Säuglinge: 3× 0,000025 (0,25 mg)	
	oral retard	0,0025	2× tägl. (morgens u. abends)	
	Hautgel	0,1 %		
Dimetotiazin	oral	0,02	3× tägl. Kinder: 0,001/kg K.G. u. Tag	
Dinatriumhexafluoro-silicat	oral	0,0002	1× tägl.	
Dinatrium-pentacyano-nitrosyl-ferrat (II)	s. Nitroprussidnatrium			
Dinoprost	i. v.	0,005	Individuell dosieren. Nur in Klinik anwenden.	Rp
	extra- und intraammina-le Injekt.	0,005		
Dinoproston	i. v.	0,005	Zur Vorbereitung bei Eingriffen am Uterus	Rp
	i. v.	0,00075 (0,75 mg)	Zur Geburtseinleitung.	
Di-(L(+)-ornithin)-2-oxoglutarat	i. m.	2,0	1—4× tägl.	Rp
	i. v.	2,0	1—2× tägl.	
	i. v. Infus.	10,0	Bis 30,0—50,0 innerhalb 24. Std.	
Diosmin	oral	0,15	Mehrmals täglich. Nicht im 1. Trimenon einer Schwangerschaft anwenden.	
Diphenhydramin 0,2! (DAB 9)	oral	0,05		
	i. m., i. v.	0,05		
	Augen-tropfen	0,2 %		
Diphenoxylat	oral	0,005	Bis 4× tägl. bei Darmerkrankungen. Kinder über 6 Jahre: 0,00125	Rp

Arzneistoffe Dip—Div

Arzneistoff mit Höchstdosen	Applikationen	Einzeldosis (g) / Konz.	Dosierungshinweise / Bemerkungen	Aufbereitung / Verschreibungspflicht
Diphenylpyralin	Hautgelée	1,5 %		
Diphesatin	oral	0,01	1× abends	
Dipivefrin	Augentropfen	0,1 %	Alle 12 Stunden	Rp
Diprophyllin	oral rect.	0,15 0,4	3—4× tägl. Bei Bedarf bis 5× innerhalb 24 Std.	
Dipyridamol oral: 0,2!, 0,6! i. v.: 0,05!, 0,1! (2. AB-DDR)	oral i. v.	0,05 0,01	3× tägl. Mindestens 1 Std. vor der Mahlzeit. Langsam injizieren. Wiederholung nach 30 Min. möglich.	
Disopyramid	oral	0,15	Zu Beginn 4× tägl. Langsam erhöhen. Bis 0,9/Tag möglich. Nach Besserung reduzieren auf 3—4× tägl. 0,15.	Rp
	oral retard i. v.	0,15 0,02	2× tägl. (morgens u. abends). Injektionsdauer mindestens 5 Minuten. Nach 5 Min. Pause wiederholbar, bis 4× in der 1 Std. Gleichzeitig:	
	i. v. Infus.	0,5 mg/kg K.G. u. Std.	Nach 3 Std. Dosis reduzieren	
Distigminhydrobromid	oral s. c., i. v.	0,005 0,0004	Individuell und nach Indikation dosieren.	Rp
Disulfiram	oral	0,5	Kur nach Vorschrift.	Rp
Dithranol	Hautsalbe, Pinselg.	1 %		
Divinylether	Inhalationsnarkot.	∅		

Arzneistoff mit Höchstdosen	Applikationen	Einzeldosis (g) / Konz.	Dosierungshinweise / Bemerkungen	Aufbereitung /Verschreibungspflicht
Dixyrazin	oral	0,01	3× tägl. Bei ambulanter Behandlung u. als Geriatric.	Rp
	oral	0,025	Klinisch: Anfangsdosis 0,075—0,15/Tag, dann reduzieren innerhalb 8 Tagen auf 0,05—0,07/Tag. Kinder bis 6 J.: Beginn mit 0,02—0,03/Tag, dann reduzieren innerhalb 8 Tagen auf 0,01—0,02.	
Docusat-Natrium	oral	0,1	2—3× tägl.	A —
	rectal	0,1		
Dobutamin	i. v. Infus.	2,5 μg/kg K.G. u. Minute	Vorsicht: Nach Wirkung (Puls, Blutdruck, Diurese) dosieren.	Rp
Domperidon	oral	0,01	15—30 Minuten vor den Mahlzeiten. Bei akuten Beschwerden doppelte Dosis möglich. Tageshöchstdosis: 0,001/kg K.G.	Rp
	i. m., i. v.	0,01		
Dopamin	i. v. Infus	3 μ/kg K.G. u. Min.	Dosierungsbereich: 2,5—4,5 μg/kg K.G. u. Min., dazu Plasmavolumen ausfüllen. Bei Bedarf Hochdosierung: 14—17 μ/kg K. G. u. Minute	Rp
Dosulepin	oral	0,075	1× tägl., abends	Rp
Doxapram	i. v.	0,001/kg K.G.	Langsam injizieren.	Rp
	i. v. Infus.	0,002/Min.		
Doxazosin	oral	0,001	Beginn: 1× tägl., auf 0,002—0,004/Tag steigend.	Rp
Doxepin	oral	0,025	1× abends. Ambulant. Individuell langsam erhöhbar bis 0,15 pro Tag.	Rp
	oral	0,05	1× (abends). Als Antidepressivum. In schweren Fällen bis 3× 0,1 (klinisch).	
	i. m., i. v.	0,025	i. v. in 10—20 ml	
	i. v. Infus.	0,075	Als Kurzinfusion	
Doxorubicin	Injekt.		Nur nach Anweisung u. speziellem Schema	Rp

Arzneistoff mit Höchstdosen	Appli- kationen	Einzel- dosis (g) / Konz.	Dosierungshinweise / Bemerkungen	Aufberei- tung /Ver- schreibungs- pflicht
Doxycyclin	oral	0,1	1. Tag 2×, folgende Tage 1×. Kinder: 1. Tag 0,004/kg K.G. u. Tag, folgende Tage 0,002/kg K.G. u. Tag.	Rp
	i. v.	0,1	Dosierungsschema wie Einnahme	
Doxylamin	oral	0,025	1—3× tägl.	
Droperidol	i. v. i. v. Infus.	0,015 0,0001/ (0,1 mg) kg K.G.	Zur Neuroleptanalgesie. Bei Schock als Zusatz zur Plasma-Volumenauffüllung; wiederholbar in 15—60minütigen Abständen.	Rp
Dropropizin	oral	0,05	3× tägl.	
Drostanolon	i. m.	0,1	3× wöchentl. 1 Monat lang, dann 2× wöchentl.	Rp
Dulcin	Süßstoff	0,004	Entspricht 1 g Zucker.	
Dydrogesteron	oral	0,01	Individuell nach Indikation.	Rp
Econazolnitrat	Hautcreme, Lotio Spray Puder	1 % 0,2 % 0,1 %	2—3× tägl. Für gynaekologische Indikationen spezielle Anweisungen und Form.	Rp
Ecothiopatiodid	Augen- tropfen	0,125 %	2× tägl. 1 Tropfen pro Auge	Rp
Edoxudin	Gel	0,3 %	3stündl. ins Auge einstreichen.	Rp
Eisenalbuminat	oral	0,5		
Eisen-III- ammoniumcitrat	oral	0,5		
Eisen-II- ammoniumsulfat	oral	0,5		
Eisen-II-carbonat m. Zucker	oral	1,0		

Arzneistoff mit Höchstdosen	Applikationen	Einzeldosis (g)/ Konz.	Dosierungshinweise / Bemerkungen	Aufbereitung/Verschreibungspflicht
Eisen-II-chlorid (4 H_2O)	oral	0,15	Entspricht etwa 0,04 Fe^{++}. Nach der Mahlzeit.	
Eisen-III-chlorid-Lösung	Ätzmittel	∅		
Eisen-III-citrat	oral	0,5		
Eisen-II-fumarat	oral	0,2	Entspricht etwa 0,066 Fe^{++}.	
Eisen-II-glycinsulfat	oral	0,56	Entspricht 0,1 Fe^{++}. 2× täglich 1—3 Wochen lang, dann 1× tägl. (morgens)	
Eisen-II-glukonat	oral	0,3		
Eisen-III-glycerinphosphat	oral	0,25		
Eisen-II-lactat	oral	0,5		
Eisen-II-oxalat	oral	0,3		
Eisen-III-oxid, Rotes	oral	0,2		
Eisen-II-phosphat	oral	0,2		
Eisenpulver	oral	0,1		
Eisen-II-sulfat (7 H_2O)	oral	0,2	Entspricht 0,06 Fe^{++}.	
Eisen-II-sulfat, Getrocknetes	oral	0,15		
Eisen-II-sulfat, Rohes	Desinfektionsm.	200,0	Auf 1 m^3 Flüssigkeit	
Eisenzucker	oral	3,0		
Eisenzucker, Flüssiger	oral	3,0		

Arzneistoffe   Eme—Epi

Arzneistoff mit Höchstdosen	Applikationen	Einzeldosis (g)/ Konz.	Dosierungshinweise / Bemerkungen	Aufbereitung /Verschreibungspflicht
Emetindihydrochlorid 0,05!, 0,1! (DAB 9) 0,1!, 0,1!, s. c. (P. I.)	oral oral s. c. rect.	0,001 0,02 0,04 0,0005	Als Expectorans Bei Amoebenruhr 1× tägl. Für Säuglinge	Rp
Enalapril	oral	0,005	Initial 1× tägl.; zur Erhaltung 0,01/Tag 1× tägl., bei Hypertonie	Rp
Enoxazin	oral	0,2	2× tägl., bei Bedarf bis 2× 0,4	Rp
Enfluran	Inhalationsnarkot.	⌀	4 Vol.-%	Rp
Ephedrin	s. Ephedrinhydrochlorid			
Ephedrinhydrochlorid 0,1!, 0,3! (DAB 9)	oral s. c. Nasentropfen Nasensalbe	0,02 0,01 0,1 % 3 %		Rp, zur oralen Monotherapie
Ephedrinsulfat	wie Ephedrinhydrochlorid			
Epicillin	oral i. m., i. v.	1,0 1,0	3—4× tägl. Je nach Erreger bis doppelte Dosis. Kinder 2—6 Jahre: 3× 0,5. 1—2 Jahre: 3× 0,375 3× tägl. Kinder: 6—14 Jahre: 3× 0,75; 2—6 Jahre: 3× 0,5; Säuglinge: 2× 0,25	Rp
Epinephrin i. m.: 0,0015!, 0,005! i. v.: 0,0003!, —! s. c.: 0,015!, 0,005! intracardial: 0,0003!, —! (2. AB-DDR) oral: 0,01! i. m.: 0,00015! i. v.: 0,00015! (DAB 8)	oral s. c. Inhalat. Augentropfen	0,001 0,005 0,0003 1 %	Bei Kreislaufkollaps 1—2stdl. Bei Asthma bronchiale-Anfall Maximal 3,6 %! (2. AB-DDR)	Rp

Arzneistoff mit Höchstdosen	Applikationen	Einzeldosis (g)/ Konz.	Dosierungshinweise/ Bemerkungen	Aufbereitung/Verschreibungspflicht
Epinephrin.Sol. 1:1000 oral: 1,0!, —! i. v. u. i. m.: 0,15 ml (DAB 7)	i. v. i. m. s. c.	bis 0,3 ml bis 1,0 ml 0,5 ml	10f. verdünnt langsam injizieren	Rp
Zusatz zu lokalanaesth. Lösungen	pro 10 ml über 100 ml	0,05 ml 0,5 ml	1 Tropfen auf die Gesamtmenge	
Eprazinon	oral rect.	0,05 0,1	2—3× tägl.	Rp
Ergocalciferol 0,015!, 0,015! (P. I., DAB 7) 0,15! f. einen Zeitraum von 3 Monaten (DAB 8)	oral oral	500— = 1000 I.E. 1000— = 10000 I.E. 1000 I.E. 5000 I.E.	1× tägl. zur Prophylaxe 1× tägl. zur Therapie	Rp
Ergometrin	s. c. oral	0,00025 0,0005		Rp
Ergotamintartrat 0,002!, 0,006! (DAB 8) 0,002!, 0,006!, s. c. oder i. m. 0,0005!, 0,0015! (P. I.)	oral s. c., i. m. Inhalat.	0,001 0,00025 0,00045	Beschränkte Zeit anwenden Pro Woche nicht mehr als 0,001 Wiederholg. frühestens nach 5 Min. Höchstens 6× pro Tag.	Rp
Ergotinincitrat	oral	0,01		Rp
Erythroltetranitrat	oral	0,03		Rp
Erythromycin	oral i. m. i. v. Hautsalbe Augensalbe	0,5 0,1 1 % 0,5 %	2—4× tägl. (0,03—0,05/kg K.G. u. Tag) 3—4× tägl.	Rp
Essigsäure (30 %)	oral Waschg. Pinselg.	0,1 10 % ∅	2 ml 5 % 10fach verdünnt (= 3 % Essigs.) Unverdünnt	

Arzneistoffe

Ess—Est

Arzneistoff mit Höchstdosen	Applikationen	Einzeldosis (g)/ Konz.	Dosierungshinweise / Bemerkungen	Aufbereitung/Verschreibungspflicht
Essigsäure, Aromatische	Riechmittel	∅	Unverdünnt	
Essigsäure, Konzentrierte (Eisessig)	Ätzmittel	∅	Unverdünnt	
Estradiol	perlingual i. m. Hautsalbe	0,0001 0,001 0,01 %		Rp
Estradiol-3-benzoat s. c., i. m.: 0,02!, 0,02! (2. AB-DDR)	perlingual i. m.	0,0001 0,005	Ölige Lösung. Alle 4 Tage zyklusgerecht.	Rp
Estradiol-17β-butyrylacetat	i. m.	0,001	1—3× wöchentl.	Rp
Estradiol-17β-cyclopentylpropionat	i. m.	0,0025	Im Abstand von 3—4 Wochen bei Regelstörungen. 2× wöchentl. bei Prostatacarcinom	Rp
Estradiolundecylat	i. m. Depot	0,1	1× alle 2—3 Wochen	Rp
Estradiolvalerat oral: 0,004!, 0,006! i. m.: 0,02!, 0,02! (Depot) (2. AB-DDR)	oral i. m. Depot i. m. Depot	0,001 0,01 0,08	1× tägl. initial doppelte Dosis. Nach 6 Monaten absetzen. Hinweise auf Nebenwirkungen beachten! Alle 2 Wochen bei Mammacarcinom.	Rp
Estramustin	i. v. oral	0,3 0,3	1× tägl. 20 Tage lang, dann 2× wöchentl. 2× tägl. Nach einer Mahlzeit.	Rp
Estriol oral: 0,004!, 0,004! i. m.: 0,002!, 0,003! (2. AB-DDR)	oral i. m. Vaginalcreme	0,001 0,001 0,1 %	1—2× tägl. Individuell dosieren. 2× wöchentl.	Rp
Estriolsuccinat	oral i. m. i. v.	0,002 0,02 0,02	In 1. Woche 3× tägl., dann 2—1× tägl. 1× zu Blutungsstillg. Bei Operationen 2×	Rp
Estron	i. m. oral	(0,00005) 0,0025		Rp

Arzneistoff mit Höchstdosen	Applikationen	Einzeldosis (g) / Konz.	Dosierungshinweise / Bemerkungen	Aufbereitung /Verschreibungspflicht
Etacrynsäure	oral	0,05	1× (morgens). Bei Bedarf langsam steigern. Tageshöchstdosis 0,4	Rp
	i. v. Infus.	0,0005— 0,001/kg K.G.	In 50 ml isoton. Lösung.	
Etafenon	oral	0,075	1 Std. vor den Mahlzeiten.	Rp
	i. m.	0,01		
	i. v.	0,01	Langsam injizieren	
Etamivan	oral	0,02	Mehrmals tägl.	
	i. m., i. v.	0,1	In schweren Fällen bis 0,5.	
Etamsylat	oral	0,25	3—4× tägl.	Rp, Anwendung bei Tieren
	i. m., i. v.	0,75	Zur Prophylaxe 1—2 Std. vor Eingriff	
Ethacridin	oral	0,2	Zur Prophylaxe 1× tägl., zur Therapie 3× tägl. ab 3. Tag 2× tägl.	
	s. c.	0,05 %	Zur Tiefenantisepsis (mit $1/4$ % Procain) in 5 % Glukoselösung cave NaCl!	
	Hautpinselung	2,5 %		
	Wundspülg.	0,03 %		
	Wundsalbe	0,5 %		
	Streupuder	2,5 %		
Ethanol	i. v. Infus.	75 %	Nur als Zusatz z. Nährinf. Menge individuell (16 g = 115 kcal).	
Ethambutol oral: 2,5!, 2,5! (2. AB-DDR)	oral	0,025/kg K.G. u. Tag	Morgens nach d. Frühstück	Rp
	i. m.	0,025/kg K.G. u. Tag	Zur Kombinationstherapie der Tuberkulose	
	i. v. Infus.	0,025/kg K.G. u. Tag		
	Installation	10 %	1—5mal	

Arzneistoff mit Höchstdosen	Appli-kationen	Einzel-dosis (g) / Konz.	Dosierungshinweise / Bemerkungen	Aufberei-tung /Ver-schreibungs-pflicht
Ethaverin	oral	0,5	im Anfall: alle 1—2 Std. maximal 3—4× innerhalb 3—6 Std. Daueranwendung: 3× tägl. Höchste Einzeldosis: 0,5. Höchste Tagesdosis: 2,0	
Ethenzamid	oral	0,25		A —
Ether	oral Inhal.-Narkot.	0,1 10 Vol. %	8 Tropfen Initial, 3—4 Vol. % zur Erhaltung.	
Ether anestheticus	Inhalat-Narkotic.	⌀	Unverdünnt	
Ethinylestradiol 0,0002!, 0,0005! (2. AB-DDR)	oral oral	10 µg (0,00001) 200 µg (0,0002)	nach Vorschrift 3—5× tägl. Bei Mamma- u. Prostata-Carcinom.	Rp
Ethisteron	perlingual Implant.	0,01 0,1	3× tägl.	
Ethosuximid 0,5!, 2,0! (2. AB-DDR)	oral	0,25	Zu Beginn 2× tägl. Alle 4—7 Tage um 0,25 steigern bis Pat. anspricht. Bis 4× tägl. Kinder unter 6 Jahren: Zu Beginn 1× 0,25.	Rp
Ethoxzolamid	oral	0,125	1. Einnahme 0,25, dann 3× tägl. 0,125. Bei Erfolg Reduktion auf 3—4× tägl. 0,06. Achtung auf K^+-Blutspiegel.	Rp
Ethylacetat	oral Waschg.	0,2 ⌀	8 Tropfen Läusemittel	
Ethyldesoxyuridin	Subconjunktivalinjekt.	0,05 %	0,3—0,5 ml 1—2× tägl.	
Ethylenglykol-monosalicylsäureester	Einreibung	33 %	in Alkohol oder Fett	

Eth—Eto Arzneistoffe 66

Arzneistoff mit Höchstdosen	Applikationen	Einzeldosis (g) / Konz.	Dosierungshinweise / Bemerkungen	Aufbereitung / Verschreibungspflicht
Ethylclorid	Inhalat.-Narkotik.	∅	Unverdünnt	
	Kälteanesthet.	∅	Unverdünnt	
5-Ethyl-5-crotylbarbitursäure	oral	0,1 0,015	Als Schlafmittel Als Sedativum	Rp
7-Ethyl-2-methyl-4-undecanol-sulfat-natrium	i. v.	1 %	Zur Venenverödung	
Ethylmorphinhydrochlorid 0,1!, 0,3! (DAB 9) s. c., i. m. 0,1!, 0,3! (2. AB-DDR)	oral	0,03		Rp
6-Ethyl-5-piperidino-barbitursäure	oral	0,25 0,06	Als Schlafmittel Als Sedativum	Rp
Ethylsalicylat	oral	4,0		
Etidocain	s. c.	1 %	Zur Leitungsanaesthesie. Höchstdosis (0,3) (30 ml 1 %)	Rp
Etidronsäure (Dinatriumsalz)	oral	0,2	2× tägl. 6 Monate lang, dann Pause von mindestens 2 Monaten.	Rp
Etifelmin	i. v.	0,03	Wiederholung nach 3—4 Std. möglich.	
Etilefrin	oral oral retard s. c., i. m., i. v.	0,005 0,025 0,01	Erwachsene u. Kinder; Säuglinge u. Kleinkinder 0,001. 1× morgens vor dem Aufstehen. In 1—3stündigen Abständen wiederholbar.	
Etiroxat	oral	0,02	1× tägl. Bei Bedarf 2× tägl. morgens u. abends.	
Etodroxin	oral	0,05	1× abends	Rp

Arzneistoff mit Höchstdosen	Appli-kationen	Einzel-dosis (g)/ Konz.	Dosierungshinweise / Bemerkungen	Aufberei-tung/Ver-schreibungs-pflicht
Etofenamat	Hautgel	5 %	Mehrmals tägl. auftragen	Rp
Etofibrat	oral oral retard	0,3 0,5	3× tägl. 1× tägl.	Rp
Etofyllin	oral i. m., i. v. rect.	0,1 0,1 0,25	2—3× tägl.	Rp
Etofyllinclofibrat	oral	0,25	2× tägl.	Rp
Etomidat	i. v.	0,00015—0,0003/kg K.G. (0,15—0,3 mg)	Zur intravenösen Kurznarkose	Rp
Etoposid	oral	0,1	Individuelle Dosierg. erforderlich	Rp
Etozolin	oral	0,2	1× tägl. morgens nach dem Frühstück. Initial doppelte Dosis.	Rp
Etretinat	orale Richtd. K.G. u. Tag	0,5 mg/kg	Initial 2—4 Wochen bis doppelte Dosis. Maximale Tagesdosis 0,075. Streng individuell dosieren. Subst. wirkt teratogen. Hinweis für Frauen unbedingt beachten.	Rp
Eucalyptol	i. m. oral Einreibg.	0,2 0,2 20 %	10 % in Öl 10 Tropfen	
Eugenol	oral Einreibg. Zahntropfen	0,1 10 % 50 %		
Famotidin	oral	0,04	1× tägl. abends	Rp
Febuprol	oral	0,1	3× tägl.	Rp

Fel—Fen   Arzneistoffe 68

Arzneistoff mit Höchstdosen	Applikationen	Einzeldosis (g)/ Konz.	Dosierungshinweise / Bemerkungen	Aufbereitung /Verschreibungspflicht
Felypressin	Injektionslösung	5,0 I.E./ml	Gewebsinfiltration: 2—5 I.E. in 2—50 ml isoton. Kochsalzlösung. Zusatz z. Lokalanaesthesie: 5—10 I.E. in 30—100 ml je nach Gewebedurchblutung.	Rp
	i. v. Infus.	10 I.E.	In 200 ml isoton. Lösg. bei Oesophagus-Varicen-Blutg. — In 500 ml Blutersatz bei Kollaps, je nach Kreislaufzustand auch mehr.	
Fenbufen	oral	0,3	3× tägl. Bei Langzeittherapie 1× 0,6 möglich. Dabei Laborbefunde alle 6—8 Wochen.	Rp
Fencamfamin	oral	0,01	1× morgens; bei Bedarf morgens u. mittags.	Rp
Fendilin	oral	0,05	3× tägl.	Rp
Fenfluramin	oral	0,02	3× tägl. (vor den Mahlzeiten). Erhöhung auf 3× 0,04 möglich. Kinder von 6—8 Jahren: 1× 0,02	Rp
Fenofibrat	oral oral retard	0,1 0,25	2 Einzeldosen morgens, 1× abends 1× morgens	Rp
Fenoprofen	oral	0,6	3—4× tägl. Vorsicht bei gleichzeitiger Anwendung v. Antikoagulatien d. Cumarolreihe u. bei Magengeschwür.	Rp
Fenoterol	oral Dosieraerosol	0,0025 0,2 mg	3× tägl. Im Asthmaanfall: 1 Stoß. Prophylaktisch: 3× tägl. 1 Stoß	Rp
Fenoxazolin	Nasentropfen Nasenspray	0,1 % 0,1 %	2—3× tägl. 1—3 Tropfen in jede Nasenhöhle. 2—3 Applikationen tägl. Nasentropfen f. Kinder 0,05 %	
Fenproporex	oral	0,01	Vor dem Frühstück und Mittagessen. Möglichst nicht abends.	Rp
Fentanyl	i. v.	0,0003 (0,3 mg)	Bis 0,0007 (0,7 mg) zur Einleitung einer Neuroleptanalgesie. Zur Erhaltung: 0,05—0,1 mg Antidot bei Atemdepression: Lorfan®	Rp

Arzneistoff mit Höchstdosen	Applikationen	Einzeldosis (g) / Konz.	Dosierungshinweise / Bemerkungen	Aufbereitung/Verschreibungspflicht
Fenticlor	Hautsalbe Hautlösg.	5 % 5 %	2—3× tägl. auftragen	A —
Fentoniumbromid	oral	0,02	3× tägl.	Rp
Fenyramidol	s. Phenyramidol			Rp
Fibrinogen (Blutgerinnungsfaktor I)	i. v. Infus.	1,0	Langsam in 100 ml Infusionslösung infundieren. Fibrinogenblutspiegel kontrollieren.	Rp
Flavoxat	oral	0,1	3—4× tägl.	
Flecainid	oral i. v.	0,1 0,05	2× tägl. Initial doppelte Dosis. Langsam injizieren.	Rp
Floctafenin	oral	0,2	3× tägl.	
Fluanison	oral oral	0,0015 0,03	3× tägl. als Sedativum. 1× (abends) als Einschlafmittel.	Rp
Flucloxacillin	oral i. m., i. v.	0,5 0,5	3—4× tägl. 4× tägl. Kinder: 0,03—0,06/kg K.G. u. Tag auf 4 Einzeldosen verteilt.	Rp
Fluconazol	oral	0,1	1. Tag: 1× 0,4; anschließend 1× 0,2 tägl.	Rp
Flucytosin	oral i. v. Infus. Hautsalbe	2,5 0,15/kg K.G. 10 %	Alle 6 Std. (0,15/kg K.G. u. Tag). Innerhalb 20—30 Min. Kombiniert mit Einnahme.	Rp
Fludrocortison	oral Injekt. (Kristallsusp.) Augensalbe Hautsalbe	0,0001 0,3 % 0,05 % 0,1 %	Initial 2× morgens, 1× mittags, dann abbauen auf 2× tägl. Individuell einstellen. Intra-articulär u. in entzündetes Gewebe (bis 2 ml) 2× tägl. auf erkrankte Hautstellen auftragen.	Rp

Arzneistoff mit Höchstdosen	Appli-kationen	Einzel-dosis (g)/ Konz.	Dosierungshinweise / Bemerkungen	Aufberei-tung/Ver-schreibungs-pflicht
Fludroxycortid	Folie Hautsalbe Hautcreme Lotio	4 μg/cm^2 0,025 % 0,025 % 0,05		Rp
Flufenaminsäure	oral	0,1	Zu Beginn: 3× 0,2. Erhaltungsdosis 3× 0,1. Patienten unter 45 kg: 0,01/kg K.G. u. Tag. Nicht für Kinder	Rp
	Hautgel	2,5 %	2—3× tägl. auftragen.	
Flumedroxon	oral	0,001	3× tägl. 4—6 Tage vor der Menstruation	Rp
Flumetason	Hautsalbe Hautcreme Lotio Schaum	0,02 % 0,02 % 0,02 % 0,02 %	mehrmals täglich	Rp
Flunarizin	oral	0,01	1× abends. In schweren Fällen zu Beginn 4 Wochen lang 2× tägl. (morgens u. abends).	Rp
Flunisolid	Nasenspray	0,025 %	2× tägl. je 1 Sprühstoß in die Nasenlöcher. Maximal 12 Sprühstöße pro Tag.	Rp
Flunitrazepam	oral i. m. i. v. i. v. i. v. Infus.	0,002 0,001 0,0005 (0,5 mg) 0,001 0,002	1× abends kurz vor dem Schlafengehen. Zur Narkosevorbereitung. Zur Praemedikation. Zur Narkoseeinleitung. In 250 ml isotonischer Kochsalz- oder Glukose-lösung	Rp
Fluocinolonacetonid	Hautsalbe Hautcreme Gel, Lotio	0,025 % 0,025 % 0,025 %	je 2—3× tägl.	Rp
Fluocinonid	Hautsalbe Hautpinselg.	0,01 % 0,05 %	2× tägl. Auch für große Flächen. 1—2× tägl. Dünn auftragen.	Rp
Fluocortin	Hautsalbe	0,75 %	Initial 2—3× tägl. auftragen, dann 1× tägl.	Rp
Fluocortinbutyl	Hautsalbe Hautcreme	0,75 %	1× tägl. Initial 2—3× tägl.	Rp

Arzneistoffe

Arzneistoff mit Höchstdosen	Applikationen	Einzeldosis (g) / Konz.	Dosierungshinweise / Bemerkungen	Aufbereitung/Verschreibungspflicht
Fluocortolon	oral	0,01	Individuell dosieren. Zu Beginn: 0,04—0,06 als Tagesdosis. Erhaltungsdosis: 0,005—0,02 1× (morgens). Kinder: Zu Beginn: 0,01—0,04. Tagesdosis. Erhaltungsdosis: 0,0025—0,015/Tag, u. U. nur jeden 2 Tag	Rp
	Kristallsuspension	2,5 %	Intraarticulär und zur Infiltration von entzündetem Gewebe.	
	Hautsalbe, Creme Hautspray	0,25 %	2—3× tägl., dann 1×	
Fluorescein-Na	Augentropfen	0,15 %	1 Tropfen/Auge	
	i. v.	0,5	10 % Lösg. Zu diagnostischen Zwecken	
Fluorescin-dilaurat	oral	0,3455 (0,5 m Mol)	Test-Einmaldosis	
Fluorometholon	Augentropfen	0,1 %	Bis 4× tägl. Bei Bedarf initial stdl.	Rp
Fluorouracil	i. v. Infus.	0,012/kg K.G. u. Tag	4—5 Tage; nach 4 Wochen 0,012/kg K.G. u. Woche. Nur klinisch nach Richtlinie.	Rp
Fluoxetin	oral	0,02	1× tägl.	Rp
Fluoxymesteron	oral	0,01	Initial 3—5× tägl., dann reduzieren auf individuelle Erhaltungsdosis.	Rp
	oral	0,02/Tag	Bei Mammacarcinom.	
Flupentixol	oral	0,0005 (0,5 mg)	2× tägl. Ambulant.	Rp
	oral	0,001	2× tägl. Bei Psychosen. Bei Langzeitanwendung Herz-Leistung und Blutbild kontrollieren.	
	i. m. Depot	0,02	Jede 2.—4. Woche. Bei Bedarf bis 0,06.	

Flu—Fom   Arzneistoffe

Arzneistoff mit Höchstdosen	Applikationen	Einzeldosis (g)/ Konz.	Dosierungshinweise/ Bemerkungen	Aufbereitung/Verschreibungspflicht
Fluphenazin oral: 0,008!, 0,025! i. v., i. m.: 0,003!, 0,009! (2. AB-DDR)	oral retard i. m. Depot i. m., i. v. i. m., i. v.	0,001 0,002 0,003 0,003 0,025 0,001 0,01	1× morgens als Tranquillans. 1× abends bei Schlafstörungen. 1× tägl. Nach Bedarf erhöhen auf Tagesdosis von 0,02. Individuell einstellen. 1× tägl. Bis 0,075; in 3wöchigen Abständen Bei Erbrechen 2. Injektion nach 30. Min. möglich. Tagesdosis nicht mehr als 0,04. In akuten Fällen.	Rp
Flupirtin	oral rectal	0,1 0,15	3—4× tägl. Tagesdosis bis 0,6	Rp
Fluprednyliden-acetat	Hautsalbe, -Creme Lotio	0,05 bis 0,1 %	1—3× tägl.	Rp
Flurazepam	oral	0,03	1× abends	Rp
Flurbiprofen	oral	0,05	3× tägl. In schweren Fällen bis 0,3 Tagesdosis. Zu den Mahlzeiten.	Rp
Fluspirilen	i. m. i. m.	0,002 0,004	Ambulant, 1× alle 7 Tage Stationär, 1× alle 7 Tage	Rp
Flutamid	oral	0,25	3× tägl. nach dem Essen	Rp
Fluvoxamin	oral	0,05	1× tägl.	Rp
Folsäure	oral i. m., i. v.	0,005 0,012	Bis 3× tägl. kurativ. 3× in 6stdg. Abstand bei Vergiftung mit Folsäure-Antagonisten.	
Fominoben	oral	0,16	Zu Beginn 3× tägl., dann 2× tägl. nach der Mahlzeit. 2—3× tägl. Langsam injizieren.	
Fomocain	Hautsalbe, -Creme	4 %		

Arzneistoffe

Arzneistoff mit Höchstdosen	Appli-kationen	Einzel-dosis (g) / Konz.	Dosierungshinweise / Bemerkungen	Aufberei-tung /Ver-schreibungs-pflicht
Formaldehydlösung (35 %)	Vaginal-spülung	1 %	Jeweils auf Formaldehyd bezogen	
	Waschung	1 %		
	Desinfek-tionsm.	1 %	Für Gegenstände.	
	Pinselg.	3,5 %	1 Teil F.sol., 9 Teile Spiritus	
Formalin			wie Formaldehydlösung	
Formosulfathiazol	oral	1,0	4stdl. 3—4 Tage lang. 1. Dosis 2,0	Rp
Fosfestrol	oral	0,12	Behandlungsschema: 3× 0,36 f. 15—30 Tage, dann 3× 0,12, später 2—1× (oder wöchentl. 0,36).	Rp
	i. v.	0,3—0,6	1× tägl. 15—30 Tage lang. Zur Einleitung, dann umsetzen auf Einnahme.	
Fosfomycin	i. v. Infus.	3,0	2—3× tägl. Falls erforderlich bis 20,0 Tagesdosis.	Rp
Framycetin = Neomycin B (überwiegend) + C)	i. m.	0,25	Wie Neomycin.	Rp
	oral	0,5	Nach Anweisung.	
	Hautspray	0,5 %	1× tägl. auf d. Krankheitsherd	
	Hautsalbe	2 %		
Fructose	oral	15,0	Bis 50,0 pro Tag bei Diabetikern ohne Verände-rung der Insulindosis.	
	i. v. Infus.	0,125/kg K.G. u. Std.	Bis 12 Std. lang.	
	i. m.	2,0		
Fumarsäure	Einreibg.	3 %	Mehrmals täglich. Für Anwendung an der Kopfhaut.	A —
	Lösung	6 %	100 ml auf ein Vollbad.	

Fur—Gel   Arzneistoffe   74

Arzneistoff mit Höchstdosen	Applikationen	Einzeldosis (g)/ Konz.	Dosierungshinweise/ Bemerkungen	Aufbereitung/Verschreibungspflicht
Furosemid	oral	0,04	Ödemtherapie: 1× morgens. Bei Erfolglosigkeit nach 6 Std. 0,08. Nach Mobilisierung der Ödeme: 1× 0,04 jeden 2 Tag. Bei essent. Hochdruck: 1× tägl. 0,04. Kinder: 0,001—0,003/kg K.G. u. Tag	
	i. v.	0,02	Bei Lungenödem u. U. nach 20. Min. wiederholbar. Weiteres s. Anweisung.	
	i. v. Infus.	0,25	(0,004/Min.) In 250 ml Infusionslösg. Bei Bedarf nach 2 Std. doppelte Dosis. Bei Oligo- u. Anurie.	
Fursultiamin	oral	0,05	3× tägl.	
Fusafungin	Dosieraerosol	0,0005 (0,5 mg)	6× tägl. 4 Stöße (1 % Lösung). Kinder: (2—12 Jahre) 4× tägl. 2 Stöße.	
Fusidinsäure	oral	0,5	3× tägl., in schweren Fällen initial 3× 1,0 f. 2 Tage.	
	i. v. Infus.	1,5—2,0/ Tag	Kinder: 0,02/kg K.G. u. Tag, verteilt auf 2—3 Infusionen	
	Hautsalbe-Gel	2 %	2—3× tägl.	
	Lösg. f. Umschläge und Spülg.	0,5 %		
Fytinsäure		s. Inositolhexaphosphorsäure		
Galactose	oral	40,0	(20 %ige Lösg.) 1× zu diagnostischen Zwecken	
Gallamintriethiodid	i. v.	0,001/kg K.G.	Nicht mehr als 0,003/kg K.G.	Rp
Gallopamil	oral	0,025	3—4× tägl. Höchste Tagesdosis 0,2.	Rp
Gallussäure (1 H$_2$O)	Mundspülg. Salbe	0,5 % 10 %		
Gelatine	i. m. oral	2,0 5,0	20 ccm 10 % Lösg. Als 5 % Lösung	
Gelsemin	oral	0,05		Rp

Arzneistoffe

Arzneistoff mit Höchstdosen	Applikationen	Einzeldosis (g)/ Konz.	Dosierungshinweise/ Bemerkungen	Aufbereitung/Verschreibungspflicht
Gemfibrozil	oral	0,9	1× abends	Rp
Gentamicin	i. m.	0,002/kg K.G. u. Tag	Auf 2—3 Einzeldosen verteilen. In schweren Fällen bis 0,005/kg K.G. u. Tag. Vorsicht bei Nierenfunktionsstörungen.	Rp
	i. v.	0,002/kg K.G. u. Tag (langs. oder Kurzinf.)		
	intrathekal	0,005	1× tägl.	
	Hautcreme	0,1 %	2—3× tägl.	
	Hautpuder	0,1 %	2—3× tägl.	
	Augentropfen	0,5 %		
	Augensalbe	0,5 %		
Gentianaviolett	s. Methylrosaniliumchlorid			
Gentisinsäure	oral	0,3	3× tägl.	
	i. m., i. v.	0,6		
Gepefrin	oral	0,015	Morgens beim Aufstehen und mittags. Bei Bedarf auch am späten Nachmittag. Anwendungsdauer bis 14 Tage	Rp
Gestonoroncaproat	i. m.	0,2	1× wöchentl.	Rp
Gitoformat	oral	0,06 mg(!)	= Erhaltungsdosis. Einleitung mit 3× tägl. 0,8 mg(!) 3 Tage lang. Nach den Mahlzeiten.	
Glafenin	oral	0,2	1 Dosis 0,4, dann n. Bedarf alle 2—3 Std. 0,2; jedoch nicht mehr als 1,2/Tag. Bei längerer Anwendung nicht mehr als 0,8/Tag. Nierenfunktion kontrollieren. Kinder ab 5 Jahre: 0,1—0,6/Tag.	Rp
Glandulae Thyroidea sic. 0,5!, 1,0! (DAB 6) 0,25!, 0,5! (P. I.)	oral	0,1	Individuell einstellen	A —, Rp

Gli—Gly Arzneistoffe

Arzneistoff mit Höchstdosen	Applikationen	Einzeldosis (g)/ Konz.	Dosierungshinweise / Bemerkungen	Aufbereitung/Verschreibungspflicht
Glibenclamid 0,01!, 0,02! (2. AB-DDR)	oral	0,0025	1× tägl. nach dem Frühstück zu Beginn d. Einstellg., dann individuell erhöhen.	Rp
Glibornurid	oral	0,0125	1× tägl. nach dem Frühstück zu Beginn d. Einstellg., dann individuell erhöhen. Wenn mehr als 0,05/Tag, ist der Rest abends zu geben.	Rp
Gliclazid	oral	0,08	1× tägl. morgens. Individuell einstellen.	Rp
Glipizid	oral	0,005	1× tägl. morgens. Nach Bedarf erhöhen bis Tagesdosis 0,03	Rp
Gliquidon	oral	0,015	1× tägl. morgens zu Beginn der Einstellung. Bei Bedarf erhöhen um jeweils 0,015.	Rp
Glisoxepid	oral	0,002	1× tägl. nach dem Frühstück zu Beginn d. Einstellung, dann individuell erhöhen.	Rp
Glucagon	s. c., i. m., i. v.	0,0005 (0,5 mg)	1× tägl. 1—2× wiederholbar	Rp
Glucosamin	oral i. m., i. v.	0,25 0,4	2× tägl. Alle 2 Tage 4 Wochen lang.	A —, Rp
Glucose	i. v. Infus. oral Wundsalbe	5—40 % 50,0 30 %	Maximal 0,75 g/kg K.G. u. Std. 12 Std. lang. Für Belastungstest. In W/O-Emulsion.	
Glutaminsäure (Natr.-Salz)	oral	1,0	2× tägl.	
Glutethimid	oral	0,25	1× tägl. Vor dem Schlafengehen.	Rp
Glycerol	oral Klysma rect. Ohrentropfen	40,0 5,0 2,0 ∅	In 20 % Lösung bei Nierenstein. Unverdünnt Mit Seife od. Gelatine. Unverdünnt	

Arzneistoffe

Arzneistoff mit Höchstdosen	Applikationen	Einzeldosis (g) / Konz.	Dosierungshinweise / Bemerkungen	Aufbereitung / Verschreibungspflicht
Glycerol-salicylester	oral Hautsalbe Hautpinselg.	0,5 5 % 0,3 %		
Glyceroltrinitrat	lingual oral retard Dosierspray rect. Hautsalbe Membranpflaster	0,0002 0,0025 0,0004 / Dosis 0,0008 2 % 0,005	Beim Anfall 1×. Bis 0,0008 2× tägl. (morgens u. abends). Bei Bedarf 3—4×/24 Std. 1—2× auf die Zunge. 3—4× tägl. auftragen In 24 Std. freigegebene Dosis.	Rp
Glyceroltrinitratlösung 1 % 0,1!, 0,4! (DAB 6)	oral	0,04	2 Tropfen	Rp
Glyconiazid (Glucuronolactonisonicotinoylhydrazon)	oral	0,015/kg K.G. u. Tag		Rp
Glycopyrroniumbromid	oral s. c., i. m., i. v.	0,001 0,0002 (0,2 mg)	Initial 3× tägl., dann 2× tägl. In Abständen von 4 Std. 3—4× tägl.	Rp
Glycosalz	s. Glycerol-salicylester			
Glykokoll	oral	5,0		
Glymidin (Natriumsalz)	oral	1,0	1× tägl. nach dem Frühstück zu Beginn d. Einstell., dann individuell erhöhen oder erniedrigen.	Rp
Gold	s. Aur . . .			
Gonadorelin	i. v. Nasenspray	0,0001 1 Sprühstoß (0,0004)	1× zur Diagnose 3× tägl. in jedes Nasenloch 4 Wochen lang	Rp

Arzneistoff mit Höchstdosen	Appli-kationen	Einzel-dosis (g) / Konz.	Dosierungshinweise / Bemerkungen	Aufberei-tung /Ver-schreibungs-pflicht
Gonadotrophinum chorionicum	s. Choriongonadrotopin			
Gonadotrophinum hypophysicum	s. c.	(75 I.E. FGH) + (75 I.E. LH)	Streng individuell. In Kombination mit Cho-riongonadotropin (Pregnesin) 5000 I.E. z. Aus-lösung d. Ovulation)	Rp
Gonadatrophinum sericum	s. Serumgonadotropin			
Granugenol		Wundpulver 50 % Wundpaste 50 % Wundöl ∅	Nicht zur Daueranwendung Unverdünnt	
Griseofulvin 0,5!, 2,0! (2. AB-DDR)	oral oder oral	0,125 0,5	4× tägl. Bei wenig empfindlichen Keimen doppelte Dosis. 1× tägl.	RP
Guaifenesin oral: 0,5!, 2,0! i. v.: 3,0!, 10,0! (DAB 7-DDR)	oral i. v. rect.	0,25 2,0 1,0	2—3× tägl.	
Guajacolcarbonat	oral	0,5		
Guajacol, Flüssiges oral: 0,25!, 1,0! (2. AB-DDR)	oral i. m. Pinselg., Einreibg.	0,25 0,05 10 %	3× tägl.	
Guajakolsulfonsaures Kalium	oral	0,5		
Guajazulen	s. 1,4-Dimethyl-7-isopropylazulen			A —
Guanabenz	oral	0,004	Initial: 2× tägl. Langsame Steigerung bis maxi-mal 2× 0,32.	Rp
Guanethidin	oral	0,005	2× tägl. Nach Bedarf langsam erhöhbar auf 0,03—0,06/Tag. Individuell einstellen.	Rp

Arzneistoffe

Arzneistoff mit Höchstdosen	Applikationen	Einzeldosis (g)/ Konz.	Dosierungshinweise / Bemerkungen	Aufbereitung/Verschreibungspflicht
Guanfacin	oral	0,01	1× tägl. Bei Bedarf Erhöhung um 1 Einzeldosis im Abstand von 1—2 Wochen.	Rp
Halcinonid	Hautsalbe (fett) Creme	0,1 % 0,025 %	Initial 2× tägl. auftragen, dann 1× tägl.	Rp
Halometason	Salbe, Creme	0,05	1—2× tägl. auftragen	Rp
Haloperidol	oral i. m., i. v.	0,0005 0,005	Ambulant: 2—3× tägl. Bei Bedarf erhöhbar. Bei stationärer Behandlung erhöhbar bis 0,1 pro Tag.	Rp
Haloprogin	Hautsalbe, -Lotio	1 %	2× tägl. auftragen	
Halothan	Inhalt.-Narkot.	∅	2 Vol. %	Rp
Halquinol	oral	0,2	3× tägl. Nicht länger als 4 Wochen.	
Harminhydrochlorid	oral s. c. rect.	0,02 0,02 0,02		
Harnstoff	s. Urea pura			
Heparin	s. c. i. v. Hautsalbe Augensalbe, -tropfen	5—7 500 I.E. 5—10 000 I.E. 30—60 000 I.E./100,0 6 500 I.E./ 5 ml	2—3× tägl. zur Thromboseprophylaxe, in schweren Fällen bis 4× 20 000 I.E. 200 I.E. heben in vitro die Gerinnungsfähigkeit von 150 ml menschlichen Blutes für etwa 2 Std. auf. Als Bolus bei Therapie, gefolgt von 300—600 I.E./kg 24 Std. als Dauerinfusion. Mehrmals täglich 3× tägl.	
Heptabarb	oral	0,2 0,05	Als Schlafmittel Als Sedativum	Rp

Hep—Hex　　　　　　　　　　　　　　　　　　　　Arzneistoffe

Arzneistoff mit Höchstdosen	Appli-kationen	Einzel-dosis (g)/ Konz.	Dosierungshinweise / Bemerkungen	Aufberei-tung /Ver-schreibungs-pflicht
Heptaminol	oral oral/retard i. v., i. v.	0,15 0,2 0,3	3× tägl. 2× tägl. in 8—10stdgem Abstand Bis 4× tägl.	
Hesperidinphosphat	oral i. v.	0,15 0,1	2—3× tägl. 2—3× tägl.	
Hetacillin	oral	0,25	6stdl. Bei schweren Infektionen doppelte Dosis. Kinder unter 6 J.: 0,025/kg K.G. u. Tag auf 4 Einzeldosen	Rp
1,2,3,4,5,6-Hexachlor-cyclohexan	Hautpuder Haut-emulsion	0,1 0,3 %		
Hexachlorophen	Hautsalbe	1 %		
Hexamethonium	oral s. c., i. m., i. v.	0,2 0,1	i. v. langsam injizieren	Rp
Hexamidindiisethionat	Hautpinselg.	0,15 %		
Hexcarbacholinbromid	i. v.	0,05 mg/ kg K.G.	Vorsichtig und individuell dosieren. Anweisung beachten.	Rp
Hexetidin	Mundspülg. Rachenspray	0,1 % 0,2 %		
Hexobarbital 1,0! (P. I.) 1,0!, 1,5! (DAB 9) oral: 0,5!, 1,5! (2. AB-DDR)	oral i. v.	0,25 0,8	Natriumsalz: in 10 %iger Lösung individuell dosieren in Kurznarkose.	Rp
Hexobendin	oral	0,06	3× tägl. Erhaltungsdosis 1—3× tägl.	Rp
Hexocyclium-metilsulfat	oral retard	0,075	2× tägl. (morgens u. abends)	

Arzneistoff mit Höchstdosen	Applikationen	Einzeldosis (g)/ Konz.	Dosierungshinweise / Bemerkungen	Aufbereitung /Verschreibungspflicht
Hexoprenalin	oral	0,00025 (0,25 mg)	Während oder nach den Mahlzeiten	Rp
	Dosieraerosol	0,0002 (0,2 mg)	Wiederholbar nach frühestens 5 Min. Nicht mehr als 12 Einzeldosen pro Tag.	
Hexylresorcin	oral Hautpinselg. Hautspray	0,5 1,5 % 0,1 %	Als Wurmmittel.	
Histamindihydrochlorid s. c.: 0,0001!, 0,002! (P. I.)	s. c.	0,0005	Vorsicht.	Rp
Homatropinhydrobromid oral 0,001!, 0,003! (2. AB-DDR)	oral Augentropfen	0,0005 0,5 %	1,0 %! (DAB 8)	Rp
Homatropinsulfat	wie Homatropinhydrobromid			
Homofenazin	oral	0,003	2—3× tägl., n. Bedarf vor dem Schlafengehen 0,006. Ab 0,018/Tag ist mit extrapyramidalen Symptomen zu rechnen.	Rp
Hyaluronidase	s. c., i. m., i. v.	150 I.E.		
Hydrotalcit	oral	0,5	Zwischen den Mahlzeiten.	
Hydrochinon	Urethralinjekt.	1 %		
Hydrochinonmonobenzyläther	Hautsalbe	5 %	Bei 10 % nur unter ärztlicher Kontrolle u. Schutz vor Sonnenbestrahlung.	Rp
Hydrochlorothiazid oral: 0,1!, 0,3! i. v., i. m.: 0,05!, 0,15! (2. AB-DDR)	oral rect.	0,025 0,05	1× tägl. bei Hypertonie. Bis 3× tägl. bei Ödemen. Nach Ansprechen jeden 2.—3. Tag. Kaliumspiegel im Blut kontrollieren.	Rp

Arzneistoff mit Höchstdosen	Appli- kationen	Einzel- dosis (g) / Konz.	Dosierungshinweise / Bemerkungen	Aufberei- tung / Ver- schreibungs- pflicht
Hydrocodon 0,02!, 0,06! (P. I.) 0,015!, 0,05! (DAB 9)	oral s. c.	0,05 0,01		Rp
Hydrocortison	s. Hydrocortisonacetat			
Hydrocortisonacetat 0,1!, 0,2! (P. I.)	oral (Erhaltungs- dosis) i. m. i. v. i. v. Infus. Augen- tropfen Augensalbe Nasen-, Ohrentropfen Hautsalbe Hautlösg.	0,02/Tag 0,025 0,5 0,01/Std. 1 % 0,5 % 0,25 % 1 % 0,5 %	Initial 0,03—0,6/Tag 1× tägl. Alle 4—6 Std. In Notfällen. Bis 0,05/Std. In Notfällen. Initial 2—3× tägl., dann 1× tägl.	Rp
Hydromorphon 0,005!, 0,015! (DAB 9)	oral s. c., i. m. rect.	0,0025 0,002 0,0025		Rp
Hydroxocobalamin	i. m., i. v. i. m., i. v.	0,0005 (0,5 mg) 0,01	Für Dauertherapie von Anaemien 1×, alle 5—7 Wochen. Bei akuten und chronischen Neuritiden 1—3× wöchentl.	
p-Hydroxybenzoe- säuremethylester	oral Konservie- rungsm.	0,2 0,07 % 0,1 % 0,2 % 0,4 % 0,25—1 %	Tropfen, Mixturen, Sirupe, Schleime, Emulsionen Mazerationen, fettfreie Salben u. Cremes. Fette Öle, fetthaltige Salben und Pasten Mundwasser Suppositorien, Bacilli, Globuli	
p-Hydroxybenzoe- säurepropylester	Konservie- rungsm.	0,1 %	In wäßrigen Lösungen.	
Hydroxycarbamid	oral	(0,3)	Dosierung nur nach spezieller Vorschrift.	Rp

Arzneistoffe Hyd—Hyo

Arzneistoff mit Höchstdosen	Applikationen	Einzeldosis (g) / Konz.	Dosierungshinweise / Bemerkungen	Aufbereitung / Verschreibungspflicht
8-Hydroxychinolin	Hautdesinfektion Hautsalbe Hautpuder Vaginaltabl.	0,1 % 1 % 1 % 0,005		Rp, ausgenommen: externe Anwendung
Hydroxychloroquin	oral	0,2	Zu Beginn 3× tägl. Erhaltungsdosis: 2× tägl.	Rp
Hydroxycolecalciferol	oral	0,05 mg(!)	2× tägl. Bei Bedarf erhöhbar bis 2× 0,125 mg(!)	Rp
Hydroxyethylsalicylat	Salbe, Gel	10 %		
4-Hydroxy-17α-methyl testosteron	oral	0,02		Rp
17α-Hydroxyprogesteroncaproat i. m.: 0,5!, 0,5! (2. AB-DDR) (Depoteffekt)	i. m. i. m.	0,25 0,5	1× pro Woche Bei Abortus imminens, 1tägl. bis zum Stillstand d. Blutung	Rp
Hydroxypropylmethylcellulose	Augentropfen	0,5 %	Mehrmals tägl.	
Hydroxytryptophan	oral	0,1	1—3× tägl.	Rp
Hydroxyzin	oral	0,01	3× tägl. Individuell einstellen.	Rp
Hymecromon	oral i. v.	0,4 0,4	3—5× tägl. 2—3× tägl. langsam injizieren.	
Hyoscin-N-butylbromid	oral s. c., i. m., i. v. rect.	0,01 0,02 0,01	3—5× tägl. 0,0075 für Kinder	
Hyoscin-N-methylbromid	oral i. m.	0,001 0,0002	3× tägl. Bis 0,005 pro Tag.	Rp

Hyo—Imi Arzneistoffe 84

Arzneistoff mit Höchstdosen	Applikationen	Einzeldosis (g) / Konz.	Dosierungshinweise / Bemerkungen	Aufbereitung / Verschreibungspflicht
Hyoscyamin	oral	0,0001 (0,1 mg)		Rp
Hyoscyaminhydrobromid	wie Hyoscyaminhydrochlorid			Rp
Hyoscyaminhydrochlorid 0,001!, 0,003! s. c.: 0,0005!, 0,001! (P. I.)	s. c. oral	0,00015 0,00015	3× tägl.	Rp
Hyoscyaminsulfat 0,005!, 0,01! (DAB 9)	wie Hyoscyaminhydrochlorid			Rp
Ibuprofen	oral	0,2	In akuten Fällen 3× 0,4 zu den Mahlzeiten	Rp, orale Anwendung von mehr als 0,2/Dosis oder 0,8/Tagesdosis bzw. 5% bei externer Anwendung.
	rect.	0,5		
Idoxuridin	Hautsalbe Hautlösg. Augentropfen Augensalbe	0,2% 0,1% 0,1% 0,5%	Alle 2—3 Std. auftragen später 3× tägl. Tags 1stdl. nachts alle 2 Std. Alle 4 Std. } Nicht in der Schwangerschaft	Rp
Ifosfamid	i. v.	0,05/kg K.G. u. Tag	5 Tage lang, dann Pause von 4 Wochen. S. auch spezielle Behandlungs-Schemata.	Rp
Imipramin oral: 0,08! 0,25! (2. AB-DDR)	oral i. m.	0,025 0,025	Innerhalb 1 Woche langsam erhöhen auf 0,15—0,2 pro Tag, dann unter Reduktion individuell einstellen.	Rp

Arzneistoffe

Arzneistoff mit Höchstdosen	Applikationen	Einzeldosis (g)/ Konz.	Dosierungshinweise / Bemerkungen	Aufbereitung /Verschreibungspflicht
Imolamin	oral	0,01	Zu Beginn doppelte Dosis, 3× tägl. z. Erhaltung.	Rp
Indanazolinhydrochlorid	Nasentropfen	0,12 %	2 Tropfen in jedes Nasenloch. Nicht für Kleinkinder und Säuglinge.	
Indapamid	oral	0,0025	1× tägl., möglichst morgens.	Rp
Indometacin	oral	0,025 —0,05	2—3× tägl. Bei Bedarf langsam erhöhen, jedoch nicht mehr als 0,2/Tag.	
	oral, retard	0,075	1—2× tägl.	Rp
	i. m.	0,05	2× tägl.	
	rect.	0,05	1—3× tägl., jedoch nicht mehr als 0,2/Tag	
	Augentropfen	1 %	4× 1 Tropfen	
Indoprofen	oral	0,05	3—4× tägl. Bei akuten Fällen 3× 0,1.	Rp
	rect.	0,1	Nicht mehr als 2× tägl.	
Indoramin	oral	0,025	2× tägl., ggf. Erhöhung bis 0,2/Tag.	
Inositol	oral	0,5	2—4× tägl.	
Inositolhexaphosphorsäure	oral	0,05		
Inositolnicotinat	oral	0,4	3× tägl.	
	oral	0,6	2× tägl. (morgens u. abends) bei Hyperlipidämie. Bis 4× tägl.	
Invertzucker	i. v.	2,0	(20 %ige Lösung)	
	i. v. Infus.	40,0	10 %ig als Dauertropfinfusion innerhalb 24 Std.	
Iobenzaminsäure	oral	3,0	12 Std. vor der Rö-Aufnahme. Einnahme fraktioniert: Abends 3,0; am anderen Morgen 3—4 Std. vor der Rö-Aufnahme 3,0.	Rp
Iocarminsäure	Lösg.	60 %	5 ml zur Lumbo-sacralen Myelographie	Rp
Iocetaminsäure	oral	3,0	Am Abend vor der Cholecystographie. Kinder unter 6 J.: 0,15/kg K.G.	Rp

Iod—Iop   Arzneistoffe

Arzneistoff mit Höchstdosen	Applikationen	Einzeldosis (g)/ Konz.	Dosierungshinweise/ Bemerkungen	Aufbereitung/Verschreibungspflicht
Iod 0,05!, 0,15! (P. I.)	oral	0,0001	10 Tropfen Sol.Lugol (Iod 1,0, KI 2,0, H$_2$O ad 100,0 zur Stumaprophylaxe)	
	oral	0,05/Tag	10 Tage zur Plummerg.	
	Salbe	2 %		
	Pinselg.	2,5 %		
Iodamid	Lösg.	30 %	Zur retrograden Pyelographie. Zur Pyelographie und Arteriographie 20 ml; zur Aortographie bis 40 ml, zur Anigiocardiographie 40—80 ml	
	i. v. Infus.	30 %	Zur Urographie.	
Iodlösung, Alkoholische (7 % Iod) 0,2!, 0,6! (DAB 6)	oral	0,3 ml	Zur Plummerung 3× tägl. Nicht länger als 10 Tage	
	oral	0,03	= 2 Tropfen bei Schnupfen	
	Pinselg.	∅	Unverdünnt	
Iodlösung, Alkoholische, verstärkte	Pinselg.	∅	Unverdünnt	
Iodtinktur, Farblose	Pinselg.	∅	Unverdünnt	
	Einreibg.			
Iodoform	Injekt.	10 %	(mit Glycerin angerieben) in Fistelgänge.	
	Stäbchen	10 %		
	Einreibg.	3 %		
	Wundsalbe	10 %		
	Pinselg.	10 %		
	Wundpuder	∅	Unverdünnt	
Iodstearinsäureethylester		∅	Zur direkten Myelographie. Cave intravasale Injektion.	
Ioglycaminsäure	i. v.	35 %	20—30 ml. Kinder und Säuglinge: 0,4—0,8 ml/kg	Rp
	i. v. Infus.	17 %	s. Anweisung (z. Cholecysto- und Cholangiographie)	
Iopansäure	oral	3,0	Abends. Nach 12 Std. Cholecystographie.	Rp
Iopydol + Iopydon	Lösg.	46 % + 30,5 % (g/v)	Zur Bronchographie u. Cystographie.	Rp

Arzneistoff mit Höchstdosen	Appli- kationen	Einzel- dosis (g)/ Konz.	Dosierungshinweise / Bemerkungen	Aufberei- tung/Ver- schreibungs- pflicht
Iotalaminsäure	i. v. i. v.	24—60 % 80 %	Zur Urographie. Zu Spezialzwecken, z. B. Sialographie.	Rp
Iotroxinsäure	i. v. i. v. Infus.	38 % 38 %	Als Megluminsalz, 20 ml z. Cholecystographie.	Rp
Ioxitalaminsäure	i. v.	60 %	Zur Angiographie und Ausscheidungs- urographie. Dosierung je nach Einzelfall.	Rp
Ipratropiumbromid	Dosier- aerosol oral i. v.	0,02 mg 0,01 0,0005 (0,5 mg)	1—2 Hübe 3—4× tägl. (mindestens 2std. Abstand) 2—3× tägl. bei Langzeitanwendung. Initial, dann orale Anwendung.	Rp
Isoaminil	oral	0,04	Kleinkinder: 0,025, Säugl.: 0,0125	Rp
Isoconazol	Hautcreme Hautlösg. Vaginaltabl.	1 % 1 % 0,6	2× tägl. auftragen Gleichzeitig äußerlich behandeln.	Rp, nur interner Gebrauch
Isoetarin	oral	0,01	3—4× tägl.	Rp
Isoniazid 1,5! (DAB 9) s. c., i. m.: 0,2!, 0,6! (2. AB-DDR)	oral i. m.	0,1 0,1	3× tägl. (0,005/kg K.G. u. Tag)	Rp
Isoprenalin oral 0,04!, 0,1! s. c., i. m., i. v. 0,001!, 0,01! (2. AB-DDR)	perlingual i. v. i. v. Infus. Dosier- aerosol Inhalat Salbe	0,01 0,0001 10 µg/min 0,0001 0,1 % 0,2 %	Z. Verhütung d. Anfalls 6—10× tägl. Langsam injizieren. Bis 0,002/am 1. Tag 1—2 Stöße mehrmals tägl. Wenige Atemzüge	Rp, außer Externa mit einem Gehalt bis ca. 0,5 %
Isopropamidiodid	oral	0,005	3× tägl. Säugl.: Tagesdosis 0,0025, auf mehrere Einzeldosen verteilt.	Rp

Arzneistoff mit Höchstdosen	Appli-kationen	Einzel-dosis (g) / Konz.	Dosierungshinweise / Bemerkungen	Aufberei-tung /Ver-schreibungs-pflicht
Isosorbid-dinitrat	perlingual	0,05	Im Anfall und zur Koupierung des Anfalls.	Rp
	oral retard	0,02	2× tägl. (morgens u. abends).	
	i. v. Infus.	0,002—0,01/Std.	Herz und Kreislauf überwachen.	
	Dosier-aerosol	0,00125	Im Anfall 2—3 Stöße.	
Isosorbid-5-nitrat	oral	0,02	2—3× tägl. Bei Bedarf bis doppelte Dosis.	Rp
Isothipendyl	oral	0,04	3—4× tägl.	
	oral retard	0,012	2—3× tägl.	
	Hautgel	0,75 %		
Isotretinoin	oral	0,02	1× 0,0005/kg K.G. pro Tag	Rp
Isoxsuprin	oral	0,01		
	oral retard	0,04	2× tägl. (morgens u. abends)	
	i. m.	0,01		
Isradipin	oral	0,0025	Je morgens u. abends.	Rp
Josamycin	oral	0,5	2—3× tägl.	Rp
Kaliumacetat	oral	1,0		
Kaliumacetatlösung (33 %)	oral	3,0		
Kaliumarsenitlösung (Fowler'sche Lösung) 0,5!, 1,5! (DAB 6)	oral	0,1	2 Tropfen entsprechend 0,6 mg As_2O_3	Rp
Kaliumbromid 2,0!, 6,0! (P. I.)	oral	1,0	2—3× tägl.	

Arzneistoffe

Arzneistoff mit Höchstdosen	Applikationen	Einzeldosis (g) / Konz.	Dosierungshinweise / Bemerkungen	Aufbereitung /Verschreibungspflicht
Kaliumcanrenoat	oral	0,1	Bei Ödem: 2—4× tägl. 3—6 Tage lang. Dauerbehandlung: 1× tägl. oder jeden 2. Tag.	Rp
	i. v.	0,4	Langsam injizieren.	
	i. v. Infus.	0,4	Innerhalb 30 Min. Blutkaliumspiegel kontrollieren.	
Kaliumcarbonat	oral	0,5	In 1 % Lösung.	
	Augenwasser	0,3 %		
Kaliumcarbonat, Rohes	Waschg.	2 %		
	Salbe	5 %		
	Einreibung	10 %		
	Badezusatz	0,1 %	Endkonzentration	
Kaliumchlorid	oral	1,0	50—100 mmol/Tag	
	oral retard	1,2	3× tägl. zum Auffüllen eines Defizites.	
	oral retard	0,6	3× tägl. zur Erhaltung bei Mangel.	
	i. v. Infus.	30—60 mval K^+/Tag	Vorbeugend	
		70—100 mval K^+/Tag	Bei Mangel.	
Kaliumchlorat	Mundspülg.	2 %	Vorsicht! Blutgift.	
Kaliumcitrat	oral	1	50—100 mmol/Tag	
Kaliumdichromat	Pinselg.	5 %	Bei Fußschweiß.	Rp
Kaliumdihydrogenphosphat	oral	1,0		
Kaliumhexacyanoferrat-II	oral	0,5	In 2stdgen Abständen bis 3,0 Tag. In akuten Fällen 3,0 in einmaliger Dosis (bis 20,0 möglich). Thalliumantidot	Rp
Kaliumhydrogenaspartat	oral	0,35	3× tägl. Bei Kaliummangel zu Beginn doppelte Dosis.	
	i. v.	0,5	Sehr langsam injizieren. Vorsicht!	
	i. v. Infus.	22 %	14—45 Tropfen/min. Individuell	

Kal—Kal   Arzneistoffe 90

Arzneistoff mit Höchstdosen	Applikationen	Einzeldosis (g)/ Konz.	Dosierungshinweise/ Bemerkungen	Aufbereitung/Verschreibungspflicht
Kaliumhydrogencarbonat	oral	1,0		
Kaliumhydrogentartrat	oral	5,0	Als Laxans.	
Kaliumiodid 2,0!, 6,0! (DAB 9)	oral	0,5	Als Kropfprophylakticum 0,0005 (0,5 mg) Woche.	
Kaliummonohydrogenphosphat	oral	1,0		
Kaliumnitrat	oral	0,5		
Kaliumnitrit	oral	0,1		
Kaliumperchlorat	oral oral	0,4 0,1	3× tägl. Anfangsdosis. 3× tägl. Erhaltungsdosis.	Rp
Kaliumpermanganat	Injekt. Magenspülg. Mundspülg. Blasenspülg. Badezusatz	1 % 0,1 % 0,05 % 0,1 % 30,0	Umspritzung bei Schlangenbiß. Bei Morphiumvergiftung. Auf 1 Vollbad.	
Kaliumphosphinat	oral	1,0		
Kaliumpolyacrylat	oral	0,3	Als Antacidum.	
Kaliumrhodanid	oral	0,1		
Kaliumsulfat	oral	2,0	Als Laxans 2—3× tägl.	
Kaliumsulfid	Enthaarungsmittel	10 %		
Kaliumsulfid, Rohes	Badezusatz Waschg.	100,0 10 %	Auf 1 Vollbad.	
Kaliumtartrat ($^1/_2$ H$_2$O)	oral	2,0		

Arzneistoffe

Arzneistoff mit Höchstdosen	Appli-kationen	Einzel-dosis (g) / Konz.	Dosierungshinweise / Bemerkungen	Aufberei-tung /Ver-schreibungs-pflicht
Kallidinogenase	oral oral i. m. Depot	10 E 200 E 40 E	3× tägl. (leichte Fälle). 3× tägl. Bei Fertilitätsstörungen des Mannes. 1× tägl. 2—3 Wochen lang. Bei Gefäßlabilität nur jeden 2. Tag	
Kanamycin	i. m. Augensalbe	0,5 0,6 %	2× tägl. Für Kinder 0,075/kg Körpergewicht 2×. In keinem Fall länger als 8 Tage geben.	Rp
Kavain	oral	0,2		
Kebuzon	oral rect.	0,25 0,25	Initial 3—6× tägl. Dann 1—3× tägl. — Nicht während der Schwangerschaft Blutbild kontrollieren	Rp
Ketamin	i. m. i. v.	0,008/kg K.G. 0,002/kg K.G.	Bereich: 0,004—0,008/kg K.G. Bereich: 0,0007—0,002/kg K.G. Langsam injizieren	Rp
Ketazolam	oral	0,03	1× abends. Je nach Schwere des Falles $^1/_2$ — doppelte Einzeldosis.	Rp
Ketoconazol	oral	0,2	1× tägl. während einer Mahlzeit. Behandlungsdauer je nach Art des Erregers. Indikation streng stellen.	Rp, ausge-nommen äußerer Gebrauch
Ketoprofen	oral i. m. rect.	0,05 0,1/Tag 0,1	3× tägl. Bis höchstens 10 Tage lang	Rp
Ketotifen	oral	0,001	Initial 1× tägl. abends, nach 3—4 Tagen 2× tägl. (morgens u. abends). Nicht zusammen mit oralen Antidiabetica.	Rp
Khellin	oral i. m. i. v. rect.	0,06 0,04 0,02 0,05		
Kieselsäure	oral	0,5	3× tägl.	

Arzneistoff mit Höchstdosen	Applikationen	Einzeldosis (g) / Konz.	Dosierungshinweise / Bemerkungen	Aufbereitung / Verschreibungspflicht
Kobaltchlorid (6 H_2O) 0,05!, 0,1! (ÖAB 9)	oral s. c., i. m.	0,01 0,001		
Kobalt-II-sulfat (7 H_2O)	oral	0,01		
Kohle, Medizinische	oral	10,0	Als Aufschlämmung oder Granulat mehrmals täglich. Bei Vergiftungen 30,0—40,0, danach abführen.	
Kohle, Tier-	wie Medizinische Kohle			
Kohle, Schwamm-	oral	0,1	Enthält Jod (ca. 0,7 % als NaJ bestimmt)	
Kreosot 0,5!, 1,5! (2. AB-DDR)	oral Mundspülg. Hautsalbe	0,1 0,5 % 3 %		Rp, ausgenommen Externa bis zu 50 %
Kreosotcarbonat	oral	0,5		
Kreosotsulfonsaures Kalium	oral	0,5		
Kresolseifenlösung 50 %	Hautdesinfektion Grobdesinfektion	2 % 4 %	= 50fach verdünnt auf die Lösung bezogen = 25fach verdünnt, auf die Lösung bezogen	
Kristallviolett	s. Methylrosaniliniumchlorid			
Kupfer-II-acetat	oral Augenwasser Augensalbe	0,02 0,2 % 1 %		
Kupfer-II-chlorid (2 H_2O)	oral	0,001		
Kupfer-II-citrat ($2^1/_2$ H_2O)	Augenwasser Augensalbe	0,5 % 5 %		

Arzneistoff mit Höchstdosen	Applikationen	Einzeldosis (g) / Konz.	Dosierungshinweise / Bemerkungen	Aufbereitung / Verschreibungspflicht
Kupfer-II-natriumcitratlösung 10 %	Augenwasser	20 %	5fach verdünnt (= 2 % Endkonzentr.)	
Kupfer-II-oxid	oral	0,05		
Kupfer-II-sulfat 5 (H_2O)	oral	0,5	10 ml 5 % Lösung als Brechmittel	
	Augenwasser	0,2 %		
	Augensalbe	0,2 %		
	Verbandwasser	1 %		
	Ätzmittel	⌀	Als Kupfersulfatstift.	
Labetalol	oral	0,2	2× tägl. Langsam erhöhen auf 0,6—0,8/Tag. Auch als Infusion.	Rp
	i. v.	0,1		
Lactoflavin	s. Vitamin B_2			
Lactulose	oral	10,0	1× morgens als Dauerdosis. Zu Anfang doppelte Dosis. Kinder: Anfangsdosis: 10,0. Erhaltungsdosis: 5,0.	
Lactylphenetidin	oral	0,25		
Lanatosid A	oral	0,0002	Individuell einstellen.	Rp
	i. v.	0,0002		
Lanatosid B	oral	0,0002	Erhaltungsdosis	Rp
Lanatosid C oral: 0,001!, 0,002! i. m., i. v.: 0,001!, 0,002! (2. AB-DDR)	oral	0,002	3 Tage zur Einleitung, Individuell einstellen. Erhaltungsdosis 3× tägl. Auch 2× pro Tag bis zur Kompensation.	Rp
	oral	0,00025		
	i. m., i. v.	0,004		
Latamoxef	i. m., i. v.	0,5—2,0	Einzeldosis alle 12 Stunden. Maximale Tagesdosis 6,0. Kein Alkohol bis 2 Tage nach letzter Dosis. Achten auf Blutgerinnungsstörungen.	Rp
Lecithinum ex ovo (3-Phosphatidylcholin)	oral	0,1	3× tägl.	

Leu—Lev   Arzneistoffe   94

Arzneistoff mit Höchstdosen	Appli-kationen	Einzel-dosis (g) / Konz.	Dosierungshinweise / Bemerkungen	Aufberei-tung /Ver-schreibungs-pflicht
L-Leucin	oral	0,5	3× tägl.	
Leucinocain	Hautbalsam	5 %	Mehrmals tägl.	
Leucocianidol	oral	0,04	Initial 3× tägl., dann 2× tägl.	Rp
Levallorphan	i. v.	0,001	0,0005 evtl. 5—10 Min. nach erster Injektion. Vorschrift beachten.	Rp
Levodopa	oral	0,25	1× tägl. Individuell einstellen bei Steigerungen in 3tägigen Abständen um jeweils 0,25. Erhaltungsdosis 1,0—4,0/Tag.	Rp
Levomepromazin	oral i. m.	0,02/Tag 0,05/Tag 0,025/Tag	Ambulant: Langsam steigern bis 0,075/Tag, u. U. 0,15/Tag. Stationär: Langsam steigern bis 0,6 Tag. Schema wie Einnahme. Kinder: 0,001/kg K.G. u. Tag.	Rp
Levomethadon	oral s. c., i. m. i. v.	0,0025 0,0025 0,0025	Einzeldosis erhöhbar bis 0,0075. Bei Wiederholung niedriger dosieren. Bei Kindern nur in Ausnahmefällen. Vorsicht während der Stillzeit, da Subst. in die Muttermilch übergeht. Erhöhbar bis 0,007. S. auch oben Sehr langsam injizieren.	
Levonorgestrel	oral	0,03 mg (30 µg)	1× tägl. Jeweils zur gleichen Tageszeit	Rp
Levopropylhexedrin-hydrochlorid	oral	0,025	2× tägl. (vormittags u. nachmittags, möglichst nicht abends), 30—60 Min. vor der Mahlzeit	Rp
Levothyroxin-Natrium oral: 0,0003!, 0,001! (2. AB-DDR)	oral i. v. Infus.	0,025 mg (25 µg) 0,3 mg	Zu Beginn 1× tägl.; langsam erhöhen zu individuellem Bedarf (Bereich: 0,15—0,5 mg/Tag) Für Notfälle. Vorschrift beachten.	Rp

Arzneistoffe Lid—Lip

Arzneistoff mit Höchstdosen	Appli-kationen	Einzel-dosis (g) / Konz.	Dosierungshinweise / Bemerkungen	Aufberei-tung / Verschreibungs-pflicht
Lidocain	Injekt Lösg. Urethralsalbe Hautsalbe i. v. i. v. Infus.	0,5 % 1 % 4 % 2 % 5 % 0,05—0,1 0,003/min	Zur Infiltrationsanaesthesie. Zur Leitungsanaesthesie. Zur Oberflächenanaesthesie (maximal 5 ml!). Bei Herzarrhythmien, u. U. Forts. mit i. v. Infus.	
Lidoflazin	oral	0,06	1× tägl. in der 1. Behandlungswoche, dann n. Bedarf steigern (bis 3× tägl.) Während der Mahlzeit. Klinisch bei Herzrhythmusstörungen höhere Dosierung	Rp
Lincomycin	oral i. m. i. v. Infus.	0,5 0,6 0,6	3—4× tägl. Kinder über 1 Monat: 0,03—0,06/kg K.G. u. Tag auf 3 Dosen verteilt Alle 12—24 Std, Alle 8—12 Std., Kinder über 1 Monat: 0,1/kg K.G. u. Tag auf 2—3 Einzeldosen verteilt.	Rp
Lindan	s. Hexachlorcyclohexan			
Linim. ammon.-camphor.	Einreibg.	∅	Unverdünnt	
Linim. ammoniatum	Einreibg.	∅	Unverdünnt	
Linim. Capsici comp.	Einreibg.	∅	Unverdünnt	
Linim. sapon.-camphor.	Einreibg.	∅	Unverdünnt	
Liothyronin oral: 0,0001!, 0,0003! (2. AB-DDR)	oral oral retard i. v. Infus.	0,02 mg (20 µg) 0,02 mg (20 µg) 0,1 mg	Initial 1—3× tägl., bei Bedarf langsam erhöhen und individuell einstellen. 2× tägl. Für Daueranwendung. Nach Anweisung.	Rp
Lipidthromboplastin	s. Thromboplastin, Partielles			

Arzneistoff mit Höchstdosen	Appli- kationen	Einzel- dosis (g)/ Konz.	Dosierungshinweise/ Bemerkungen	Aufberei- tung/Ver- schreibungs- pflicht
α-Liponsäure	oral i. m. i. v.	0,1 0,025 0,05	3× tägl. 2× tägl. 2× tägl. In schweren Fällen 2× 0,15 (bis 2× 0,25).	
Liquor Ammon. anisat.	oral	0,5	27 Tropfen	
Liquor Carbon. detergens	Salbe Pinselg.	10% ⌀	Unverdünnt	
Liquor Lithanthracis aceton. (10%)	Pinselg.	⌀	Unverdünnt	
Liquor Natr.hypo- chlorati	oral Mundspülg. Wundspülg.	0,5 0,5% 2,0%	10 Tropfen 200fach verdünnt 50fach verdünnt	
Liquor Natr. silicici	Verband- mittel	⌀	Unverdünnt	
Lisinopril	oral	0,005	Initial: 1× tägl. Erhaltung: 1× 0,01—0,02	Rp
Lisuridhydrogenmaleat	oral	0,025 mg	Zur Migräneprophylaxe: 1. und 2. Tag 1× tägl. (abends), 3. und 4. Tag 2× tägl. (morgens und abends), ab 5. Tag 3× tägl. Nach 6 Monaten Pause von 1—2 Monaten. Nicht während Schwangerschaft und Stillzeit, bei schweren peripheren Durchblutungsstörungen und Koronarinsuffizienz.	Rp
	oral	0,1 mg	Bei Indikationen zur Prolactinhemmung: 1. und 2. Tag 1× tägl. (abends), 3. und 4. Tag 2× tägl. (morgens u. abends), ab 5. Tag 3× tägl. Erhöhbar bis maximal 4× 0,6 mg. Zum Abstillen doppelte Dosierung 14 Tage lang, nach gleichem Schema. Bei primärem Abstillen 2—3× tägl. 0,2 mg 14 Tage lang.	

Arzneistoff mit Höchstdosen	Applikationen	Einzeldosis (g)/ Konz.	Dosierungshinweise / Bemerkungen	Aufbereitung/Verschreibungspflicht
Lithiumadipat 1,5!, 4,5! (DAB 7-DDR)	oral	1,0	Lithiumblutspiegel kontrollieren!	Rp, zur Behandlung von Geisteskrankheiten u. Psychosen
Lithiumbenzoat	oral	0,5	Lithiumblutspiegel kontrollieren!	
Lithiumcarbonat 1,8! (DAB 8)	oral	0,5	Lithiumblutspiegel kontrollieren!	
Lithiumchlorid	oral	0,5	Lithiumblutspiegel kontrollieren!	
Lithiumcitrat 1,5!, 4,5! (2. AB-DDR)	oral	0,5	Lithiumblutspiegel kontrollieren!	
Lithiumsulfat	oral	0,33	2× täglich Lithiumblutspiegel kontrollieren!	
Lobelinhydrochlorid 0,02!, 0,1! (DAB 6) s. c.: 0,02!, 0,05! i. v.: 0,006!, 0,02! (P. I.)	i. v. s. c. oral	0,003 0,01 0,002	0,01 pro Tag 0,05 pro Tag Zur Nikotinentwöhnung.	Rp
Lofepramin	oral	0,035	2—3× tägl. 3 Tage lang, bei Bedarf erhöhen auf doppelte Dosis.	Rp
Lofexidinhydrochlorid	oral	0,2 mg	Initial 2× tägl. (morgens u. spätnachmittags). Langsam erhöhbar bis 6 Einzeldosen/Tag. Vorsicht bei gleichzeitiger Anwendung von β-Blockern.	Rp
Lomustin	oral	0,13/m² Körperoberfläche	1 Einzeldose alle 6 Wochen. Blutbild kontrollieren.	Rp
Lonazolac	oral	0,2	3× tägl. Blutbild kontrollieren.	Rp
Loperamid	oral	0,002	4× tägl. Nicht mehr als 0,012/Tag. initial 1× 0,004	Rp
Loratidin	oral	0,01	1× tägl.	Rp

Arzneistoff mit Höchstdosen	Applikationen	Einzeldosis (g)/ Konz.	Dosierungshinweise/ Bemerkungen	Aufbereitung/Verschreibungspflicht
Lorazepam	oral	0,001 0,0025	2—3× tägl. Ambulant. 3× tägl. Klinisch.	Rp
Lorcainid	oral i. v. Infus.	0,1 0,01/Min.	2× tägl. Maximal 4× tägl. Maximale Tagesdosis 0,4.	
Lormetazepam	oral	0,001	1× abends. Bei alten Patienten und bei schlechtem Allgemeinzustand ½ Einzeldosis.	Rp
Lovastatin	oral	0,02	Initial: 1× tägl. abends; ggf. Erhöhung bis 1× 0,08/Tag	Rp
Lynestrenol	oral	0,5 mg	1× tägl. vom 1. Cyclustag an. Kombiniert mit Oestrogen.	Rp
Lypressin	s. c. Nasenspray	5 I.E. 50 I.E./ml	2—3× tägl. individuell dosieren. 10 I.E. pro Applikation 3—4× tägl.	Rp
L-Lysin	oral i. v. Infus.	0,3 18,2 %	3× tägl. Zusatz entsprechend d. Säure-Basenstatus.	
Lysinacetylsalicylat	oral i. v.	0,9 0,9	= 0,5 Acid. acetylosalicylicum. 2× tägl. Maximale Tagesdosis 9,0. Langsam injizieren.	Rp, parenterale Anwendung
Mafenid	Hautcreme	11 %		Rp
Magaldrat (Hydrat)	oral	0,4	1 Std. nach den Mahlzeiten. Anwendung mindestens 4 Wochen lang.	
Magnesiumacetylsalicylat	oral	0,6		
Magnesiumadipat	wie Magnesium-DL-aspartat			
Magnesium-aluminium-silikathydrat	oral	0,5	Zwischen den Mahlzeiten.	
Magnesiumascorbinat	i. m., i. v.	0,5	Jeden 2. Tag 1—3× tägl. bei Tetanus.	

Arzneistoff mit Höchstdosen	Applikationen	Einzeldosis (g)/ Konz.	Dosierungshinweise / Bemerkungen	Aufbereitung/Verschreibungspflicht
Magnesium-DL-aspartat	oral	1,23 (= 10 mval Mg^{++})	Bei Magnesiumdefizit zu Beginn doppelte Dosis, dann mittlere Tagesdosis: 0,37 mval Mg^{++}/kg K.G. u. Tag.	
	i. m.	0,6		
	i. v.	0,74		
Magnesiumcarbonat, Basisches, Leichtes	oral	0,6	Als Antacidum zwischen den Mahlzeiten.	
	oral	8,0	Als Laxans. Achtung: CO_2-Entwicklung.	
	Puder	⌀	Unverdünnt	
Magnesiumcarbonat, Basisches, Schweres	oral	0,6	Als Antacidum (s. o.).	
	oral	8,0	Als Laxans 1×/Tag.	
Magnesiumchlorid ($6\ H_2O$)	oral	2,0		
Magnesiumchlorid, Getrocknetes	oral	1,0		
Magnesiumcitrat ($14\ H_2O$)	oral	5,0	Als Laxans	
	oral	0,5	Als Spasmolyticum	
	i. m., i. v.	0,5		
Magnesiumfluorid	oral	0,0008 (0,8 mg)	Kinder und Erwachsene 1× tägl. Kinder unter 3 Jahren halbe Dosis.	Rp, bei Tagesdosis mehr als 0,002 Fluorid
Magnesiumglukonat	i. m.	2,0	Als Anticonvulsivum	
Magnesiumglutaminat (-L-)	oral	0,15		
	i. m., i. v.	1,0	1,0 entspricht 6,3 mval Mg^{++}	
Magnesiumhydroxid	oral	0,3	Als Antacidum.	
	oral	2,0	Als Laxans.	
Magnesiumlactat	oral	3,0	Als Laxans.	
Magnesiumlaevulinat	i. v.	0,6	= 4,1 mval Mg^{++}. Langsam injizieren.	

Arzneistoff mit Höchstdosen	Applikationen	Einzeldosis (g) / Konz.	Dosierungshinweise / Bemerkungen	Aufbereitung / Verschreibungspflicht
Magnesiummonohydrogenphosphat (3 H_2O)	oral	1,0		
Magnesiumnicotinat 0,5!, 2,5! (2. AB-DDR)	oral	0,2	3× tägl.	
Magnesiumoxid, (Leichtes und Schweres)	oral oral Puder	0,3 4,0 ⌀	Als Antacidum. Als Laxans. Unverdünnt	
Magnesiumperoxid (7 H_2O)	oral	1,0	Zwischen den Mahlzeiten.	
Magnesiumphosphat, Tertiäres (7 H_2O)	oral	1,0	Zwischen den Mahlzeiten.	
Magnesiumsalicylat	oral	0,5		A —
Magnesiumsulfat (7 H_2O)	oral	10,0	Als Laxans in 250 ml Wasser.	
Magnesiumsulfat, Getrocknetes	oral	5,0	Als Laxans, Vorsicht!	
Magnesiumthiosulfat	i. m., i. v.	0,5	Langsam injizieren.	
Magnesiumtrisilikat	oral	1,0	4× tägl. Bis 16,0/Tag.	
Malathion	Lösg.	0,5 %	Haare und Kopfhaut benetzen und 12 Stunden einwirken lassen, dann abwaschen.	Rp
Mandelsäure	oral	3,0	3× tägl. als Lösg. ihrer Salze.	
Mangan-II-carbonat	oral	0,2		
Mangan-II-chlorid (4 H_2O)	oral	0,1		
Mangancitrat, Lösliches	oral	0,2		

Arzneistoff mit Höchstdosen	Applikationen	Einzeldosis (g) / Konz.	Dosierungshinweise / Bemerkungen	Aufbereitung / Verschreibungspflicht
Mangan-II-lactat	oral	0,1		
Mangan-II-sulfat (4 H$_2$O)	oral	0,2		
Mannitol	oral i. v. Infus.	30,0 10—20 %	Laxans Für osmatische Diurese bis 500 ml/24 Std.	
Mannitolhexanitrat	oral	0,0003	Initial 1× mittags. Bei Bedarf 2× tägl.	Rp
Maprotilin	oral oral oral retard i. m. i. v. i. v. Infus.	0,025 0,01 0,075 0,025 0,025 0,05/Tag	3× tägl. In schweren Fällen bis 3× 0,05. Individuell einstellen. Als Tranquillans. 1× tägl. abends. 3× tägl. Nur für wenige Tage. 3× tägl. Mindestens 3 Min. Injektionszeit. Bis 0,15/Tag möglich.	Rp
Mazindol	oral	0,001	Initial 1× tägl. mit dem Frühstück. Nach 1 Woche erhöhbar auf doppelte Dosis höchstens 0,003/Tag. Nicht länger als 3 Monate.	Rp
Mebendazol	oral oral	0,1 0,2	Oxyuren: 1× Wiederhol. n. 2—4 Wochen. Ascariden u. ä.: 2× tägl. (morgens u. abends) 3 Tage lang. Taenien: 2× tägl. (morgens u. abends) 3 Tage lang	Rp
Mebeverin	oral	0,1	4× tägl. 20 Min. vor d. Mahlzeiten. Nach Erreichen der Wirkg. Dosis reduzieren.	Rp
Mebhydrolin	oral	0,05	2—6× tägl.	Rp
Meclocyclin	Hautcreme	1 %	1—2× tägl. dünn auftragen. Vorsicht bei Kindern unter 10 Jahren, während der Schwangerschaft bei Leber- und Nierenschaden.	Rp
Meclofenoxat	oral i. m. i. v.	0,2 0,5 0,5	Tagesdosis 0,6—1,2. Letzte Dosis nicht nach 16 h. Kindertagesdosis: 0,2—0,6 1—2× tägl. Langsam injizieren. } Bis 2,0/Tag möglich Kinder: 0,25	

Arzneistoff mit Höchstdosen	Applikationen	Einzeldosis (g) / Konz.	Dosierungshinweise / Bemerkungen	Aufbereitung /Verschreibungspflicht
Meclozin	oral rect. oral	0,025 0,05 0,3	1× alle 24 Std. Kleinkinder: 0,006 Kleinkinder: 0,0125. 1× abends als Schlafmittel	Rp
Medazepam	oral	0,005	1—3× tägl.	Rp
Medrogeston	oral oral	0,025 0,005	1—2× tägl. bei habituellem Abort, bei Mammacarcinom. 1—2× tägl. bei Cyclusstörungen.	Rp
Medroxyprogesteron	oral oral i. m. i. m. Depot	0,005 0,1 0,1 0,15	Zur Hormontherapie. Dosierung nach Indikation. 3× tägl. bei Adenocarcinom der Mamma u. des Uterus 1× pro Woche. An einem der ersten 5 Cyclustagen 1×. Wiederholung jeweils nach 90 Tagen.	Rp
Medrylamin	Hautsalbe	2 %	Initial 2—3× tägl., dann 1× tägl.	
Medryson	Augentropfen Augensalbe	1 % 1 %	3—5× tägl. mehrmals tägl.	Rp
Mefenaminsäure	oral	0,5	3× tägl. Kinder ab 6 Monate: 0,0065/kg K.G. 3× tägl. Bei Langzeitanwendung Blutbildkontrollen.	Rp
Mefenorex	oral	0,04	2× tägl. (morgens u. mittags) $^{1}/_{2}$ Std. vor dem Essen.	Rp
Mefloquin	oral	0,25	Therapie: initial: 0,75 nach 6—8 Std. 0,5 Prophylaxe: 1× 0,25/Woche	Rp
Mefrusid	oral	0,025	1× morgens (bis 0,1) bei Ödemen. Langzeittherapie: 1× jeden 2.—3. Tag.	Rp
Megestrol	oral	0,06/Tag	Bis 0,32/Tag je nach Tumorart.	Rp

Arzneistoff mit Höchstdosen	Appli- kationen	Einzel- dosis (g) / Konz.	Dosierungshinweise / Bemerkungen	Aufberei- tung / Ver- schreibungs- pflicht
Melitracen	oral	0,01	Ambulant: 2—3× tägl.	Rp
	oral	0,025	Stationär zu Beginn 3× tägl., dann steigern bis auf 3× 0,075, dann ausschleichen auf indivi- duelle Erhaltungsdosis.	
	i. m.	0,02	Bis 3× tägl.	
Melperon	oral	0,025	2—6× tägl. Langsam erhöhbar auf 2× 0,1.	Rp
Melphalan	oral	0,15 mg/ kg K.G. u. Tag	7 Tage lang alle 3 Wochen	Rp
	Injekt	lokal u. i. v.	s. Anweisung	
Memantin	oral	0,01	Beginn mit 1× tägl. Pro Woche um 1 Einzeldo- sis erhöhen bis 0,06 Tagesdosis. Individuell ein- stellen.	
	i. v.	0,01		
Menadiol	s. Vitamin K$_4$			
Menadion	s. Vitamin K$_3$			
Menglytat	oral	0,05		
	Hautsalbe	2 %		
Menthol	i. m.	0,05	1 ml 5 % in Öl	
	oral	0,05		
	Corrigens	0,1 %		
	Schnupfen- salbe	0,3 %		
	Schnupfen- pulver	2 %		
	Einreibg.	10 %		
	Anaesthetic.	⌀	Unverdünnt. Für Hautanwendung.	
Mentholum syntheticum	wie Menthol			

Arzneistoff mit Höchstdosen	Applikationen	Einzeldosis (g) / Konz.	Dosierungshinweise / Bemerkungen	Aufbereitung / Verschreibungspflicht
Mepacrin	i. m.	0,3	Malariatherapie	Rp
	oral	0,1	Malariatherapie 3× tägl. (1. Tag 0,8, 2. Tag 0,6 in je 3 Einzeldosen)	
	oral	0,05	Prophylaxe 1× tägl.	
	oral	0,3	3—4× in 24 Std. oder	
	Intraduoden.	1,0	1× bei Taenienbefall	
	oral	0,008/kg K.G. u. Tag	5 Tage lang bei Lambliasis.	
Mephenesin 2,0!, 6,0! (P. I.) 1,0!, 5,0! (2. AB-DDR)	oral	0,5	4× tägl. Individuell	Rp
Mepindololsulfat	oral	0,0025	Initial 2× tägl. Nach 2 Wochen bei Bedarf bis 4 Einzeldosen pro Tag. Nicht zusammen mit Resperpin und Clonidin.	
Mepivacain	Injekt.	3 %	Für die Zahnheilkunde (nicht mehr als 0,18/24 Std.)	
	Injekt.	2 %	Zur Infiltrations- u. Leitungsanaesthesie. Höchstdosis 0,3	
	Lösg.	1 %	In Wundrändern, zu intracardialen Eingriffen.	
Meprobamat 0,6!, 2,4! (2. AB-DDR)	oral	0,2		Rp
Meproscillarin	oral	0,5 mg	Einleitungs- und Erhaltungsdosis 3× tägl.	Rp
	i. v.	0,25 mg		
Mepyraminmaleat	oral	0,05	4—6× tägl.	
	i. m., i. v.	0,05	Bis 0,2 pro Tag.	
	Augentropfen	0,2 %		
Mequitazin	oral	0,005	2× tägl. (morgens u. abends).	Rp
Merbromin	Augentropfen	2 %		
	Wundspülg.	2 %	1× 3× tägl. Wenige Tage anwenden.	

Arzneistoff mit Höchstdosen	Applikationen	Einzeldosis (g) / Konz.	Dosierungshinweise / Bemerkungen	Aufbereitung / Verschreibungspflicht
6-Mercaptopurin 0,2!, 0,6! (2. AB-DDR)	oral	0,0025/kg K.G. u. Tag	Als Anfangsdosis. Blutbildkontrolle notwendig.	Rp
Mesalazin	oral	0,4	3—4× tägl.	Rp
Mesna	Aerosol Nasenspray i. v.	0,6 5 %	1—4× tägl. bis 4× tägl. nach Vorschrift.	Rp
Meso-Inosit	s. Inositol			
Mesterolon 0,2!, 0,2! (2. AB-DDR)	oral oral	0,05 0,01	Zur Einleitung der Behandlung 3× tägl., dann 3× tägl. 4—6 Wochen lang.	Rp
Mesulfen	Vollbad Hautlösg.	5,0 ⌀	Bei Krätze. 3 Tage hintereinander	
Mesuximid	oral	0,3	1× tägl. Wenn Wirkung nicht ausreichend nach 1 Woche erhöhen. Maximal 1,2/Tag.	Rp
Metaclazepam	oral	0,005 0,01	Morgens 0,005 abends 0,01	Rp
Metamfetamin 0,006!, 0,03! (DAB 9) oral: 0,015!, 0,03! s. c., i. m., i. v.: 0,015!, 0,03! (2. AB-DDR)	oral i. m., i. v.	0,003 0,015	1× tägl. morgens. Je nach Fall variieren.	Rp
Metamizol	oral i. v. i. m. rect.	0,5 1,0 0,5 1,0	Bis 4× tägl. 2 ml 50%ige Lösung. Langsam injizieren. (1 ml 50%ige Lösung)	Rp
Metaraminol	s. c., i. m. i. v. i. v. Infus.	0,005 0,002 0,03	In 500 ml Infusionslösg. Blutdruck kontrollieren.	Rp

Arzneistoff mit Höchstdosen	Applikationen	Einzeldosis (g)/Konz.	Dosierungshinweise / Bemerkungen	Aufbereitung/Verschreibungspflicht
Metenolon	oral i. m. i. m. Depot (Oenanthat)	0,005 0,02 0,1	2—4× tägl. Alle 2 Wochen, später alle 3—4 Wochen oder oral. Spezielle Vorschriften für Frauen und Kinder.	Rp
Metformin	oral retard	0,85	2× tägl. (morgens u. abends) Achtung: Lactacidose.	Rp
Methacyclin	oral	0,3	2× tägl. Kinder: 0,0075/kg K.G. u. Tag auf Einzeldosen verteilt.	Rp
Methadon 0,015!, 0,045! (DAB 8)	oral s. c.	0,005 0,005		Rp
Methandrostenolon	oral oral i. m.	0,005 0,001 0,0025	1× tägl. zu Beginn. 2× tägl. zur Dauerbehandlung. 1× wöchentl.	Rp
Methantheliniumbromid	oral	0,05	4× tägl. vor d. Mahlzeiten.	Rp
Methaqualon 0,3!, 0,3! (2. AB-DDR)	oral	0,2	1× vor dem Schlafengehen.	Rp
Methenamin	oral i. v. Hautsalbe	1,0 2,0 13 %	3—4× tägl. 5 ml 40 % Lösung.	
Methenamin-Silbernitrat	Wundsalbe	2 %		
Methionin	oral i. v.	0,5 0,5		
Methitural	i. v.	(0,8)	10 % zur Kurznarkose. Nach Wirkung dosieren!	Rp
Methocarbamol	oral	1,5	4× tägl., dann reduzieren auf 3× tägl.	Rp
Methotrexat	oral i. m., i. v.		0,1 mg/kg 3—6×/Woche K.G. u. Tag gleich. Dos.s. auch spezielle Behandlungs-Schemata	Rp

Arzneistoffe

Arzneistoff mit Höchstdosen	Applikationen	Einzeldosis (g)/ Konz.	Dosierungshinweise/ Bemerkungen	Aufbereitung/Verschreibungspflicht
Methohexital	i. v. i. v. Infus.	0,08 0,2 %	In 1 % Lösung. Narkosedauer 5—7 Min. Induktionsdosis: 0,05—0,12	Rp
Methoxyfluran	Inhalationsnarcot.	∅		Rp, A —
Methoxypsoralen	oral Hautpinselg.	0,01 0,15 %	Nur nach ärztl. Anweisung. Bei längerer Anwendung Urinkontrolle. Nicht f. Schwangere u. Kinder. Nur nach Anweisg. d. Arztes.	
Methycyclothiazid	oral	0,025	Bis 0,001 als Initialdosis; 1—2× tägl. als Erhaltungstherapie.	
N-Methylatropiniumbromid 0,002!, 0,004! (ÖAB 9)	oral s. c. rect. Augentropfen	0,001 0,0003 0,001 1 %	Maximal 2 %! (AB-DDR)	
2-Methyl-2-butanol	s. Amylenhydrat			
Methylcellulose	Augentropfen	1 %	3—5× tägl.	
β-Methyldigoxin	oral i. v.	0,0001 (0,1 mg) 0,0002 (0,2 mg)	2× tägl. als Erhaltungsdosis. Zur Sättigung: 2× 0,0002 (0,2 mg) f. 3—5 Tage. Individuell dosieren nach Ansprechen des Herzens.	Rp
Methyldopa	oral i. m., i. v.	0,25 0,25	Beginn mit 1× tägl., dann steigern, bis Wirkung eintritt. Mittlere Erhaltungsdosis 3× tägl.	Rp
Methylenum caeruleum s. Methylthioniniumchlorid				

Arzneistoff mit Höchstdosen	Applikationen	Einzeldosis (g) / Konz.	Dosierungshinweise / Bemerkungen	Aufbereitung / Verschreibungspflicht
Methylergometrin oral: 0,0005!, 0,0015! s. c., i. m., i. v.: 0,0002!, 0,0006! (2. AB-DDR)	oral i. v. s. c., i. m.	0,000125 0,0001 (0,1 mg) 0,0002		Rp, außer zur Anwendung bei Nachgeburtsblutungen bis zu 0,3 mg/ml und einer Einzeldosis bis zu 1 ml für Praxisbedarf von Hebeammen u. Entbindungspfleger
Methylestradiol	buccal i. m.	0,00005 0,001	Dosis variiert nach Indikation	Rp
Methylestrenolon	perlingual	0,001	Individuell dosieren	Rp
Methylium p-hydroxybenzoicum	s. p-Aminobenzoesäuremethylester			
Methylium phenylchinolincarbon.	oral	0,5	3× tägl.	
Methylnicotinat	s. Nicotinsäuremethylester			
Methylpentynol	oral oral	0,25 0,5	Sedativum Schlafmittel	Rp
Methylphenidat	oral	0,01	Nicht abends, da sonst Schlafstörungen, Tageshöchstdosis 0,06	Rp
Methylphenobarbital 0,8! (DAB 8)	oral oral	0,2 0,03	Als Antielepticum Als Sedativum	Rp

Arzneistoff mit Höchstdosen	Appli-kationen	Einzel-dosis (g) / Konz.	Dosierungshinweise / Bemerkungen	Aufberei-tung / Ver-schreibungs-pflicht
Methylprednisolon	oral	0,004/Tag	Erhaltungsdosis (bis 0,012/Tag). Initial je nach Indikation mehr.	Rp
	oral retard	0,004	1× tägl. als Erhaltungsdosis. Bis 0,012/Tag möglich. Initial 0,012—0,08/Tag.	
	i. m., i. v.	0,04	1 bis mehrmals täglich bei akuten Zuständen. Langsam injizieren.	
	i. v.	0,03/kg K.G. u. Tag	Bei anaphylaktischem Schock.	
	Hautsalbe	0,25 %	2× tägl. auftragen.	
Methylrosanilinium-chlorid	oral	0,002/kg K.G. u. Tag	Auf 2—3 Dosen verteilt. 7—10 Tage	
	Hautpinselg.	0,3 %	Bis 1 %	
	Schleimhaut-, Wundspl.	0,1 %		
	Salbe, Gelee	0,05 %		
Methylsalicylat	oral	0,5		
	Einreibg.	2,0	20 % in Fett	
	Corrigens	0,5 %		
N-Methylscopol-aminium-(m)	s. Hyoscin-N-methylbromid			
Methyltestosteron oral: 0,025!, 0,05! (2. AB-DDR)	oral buccal	0,005 0,002		Rp
Methylthioninium-chlorid 0,2!, 0,6! (Helv. VI)	oral	0,05	1× morgens. Zu diagnost. Zwecken.	
	i. v.	0,1	10 ml 1 % Lösung	
	s. c.	0,04	= 2 ml 2 %ige Lösung	
	Wundspülg.	0,2 %		
	Schleim-hautpinselg.	10 %		
Methylthiouracil. 0,15!, 0,5! (DAB 7) 0,2!, 0,6! (P. I.)	oral	0,1 0,05	4—6× tägl. zu Beginn, dann 4—6× tägl. bei Besserung. Erhaltungsdosis 0,025/Tag. Blutbildkontrolle notwendig.	Rp, A —
Methyprylon	oral oral	0,05 0,2	Als Sedativum. Als Schlafmittel, bis 0,6 vor dem Schlafengehen	Rp

Met—Met   Arzneistoffe 110

Arzneistoff mit Höchstdosen	Appli-kationen	Einzel-dosis (g)/ Konz.	Dosierungshinweise/ Bemerkungen	Aufberei-tung/Ver-schreibungs-pflicht
Methysergid	oral retard	0,0015	Initial 2× tägl. (morgens u. abends), dann 1× tägl.	Rp
Metildigoxin	s. β-Methyldigoxin			Rp
Metipranolol	oral oral	0,01 0,02	2× tägl. bei Coronarerkrankungen. 2—3× tägl. bei Hypertonie.	
Metixen	oral oral	0,0025 0,015	Zu Beginn 3—4× tägl., dann steigern innerhalb 4—6 Wochen auf Tagesdosis von 0,015—0,03 (u. U. bis 0,06). 1—2× tägl. f. Langzeitanwendung	
Metoclopramid	oral i. m., i. v. rect.	0,01 0,01 0,02	30 Minuten vor den Mahlzeiten: Kinder: 0,005, Kleinkinder: 0,004, Säuglinge: 0,002 1—3× tägl. Kinder: 0,01, Säuglinge: 0,005	Rp
Metolazon	oral	0,0025	Bei Hypertonie 1× tägl. Bei Ödem bis 0,01, möglichst in 1 Dosis. Serumelektrolyte und Blutharnstoff kontrollieren.	Rp
Metoprolol	oral oral oral retard i. v.	0,1 0,05 0,2 0,005	1× tägl. bei Hypertonie. 2× tägl. zu Beginn, dann steigern (bei Angina pectoris). 1× tägl. Langsam injizieren (0,0001/Min.) Wiederholbar n. 5—10 Min. Insgesamt nicht mehr als 0,02 in 24 Std.	Rp
Metronidazol	oral Vaginal-tabletten oral i. v. Infus.	0,25 0,1 0,4 0,5	2× tägl. 6 Tage lang. Kinder 5—10 Jahre: 3× 0,125. 2—5 Jahre: 2× 0,125. 1× tägl. (abends) zusätzlich zu Einnahme. 2× tägl. kombiniert mit 0,025/Min. 3× tägl. Zur Chemotherapie.	Rp
Metyrapon	oral	0,5	3× tägl. (+ Corticoid) für NNR-Test alle 4 Std. während 24 Std.	Rp

Arzneistoff mit Höchstdosen	Applikationen	Einzeldosis (g) / Konz.	Dosierungshinweise / Bemerkungen	Aufbereitung /Verschreibungspflicht
Mexiletinhydrochlorid	oral i. v. i. v. Infus.	0,2 0,25 0,25	Initial 2× tägl., dann alle 8 Stunden. Langsam injizieren, u. U. Infusion anschließen. In der 1. Stunde, dann zurückgehen bis ab 4. Stunde 0,03—0,06/Stunde.	Rp
Mezlocillin	i. v. i. v. Infus.	2,0 10,0	3× tägl. in schweren Fällen bis 3× 5,0. 2× tägl.	Rp
Mianserin	oral	0,01	Ambulant: 2—3× tägl. als Anfangsdosis. Bei Bedarf erhöhbar auf 0,06/Tag. Stationär. zu Beginn 0,03—0,06/Tag. Bei Bedarf erhöhbar auf 0,12/Tag (verteilen auf 2—3 Einzeldosen).	Rp
Miconazol	oral i. v. Infus. Hautcreme, Lotio Hautpuder Mundgel	0,25 0,6 2 % 2 % 2 %	4× tägl. Bei Darmmycosis. Nur stationär. Erhöhung auf 1,2 möglich; verteilt in 2—3 Einzeldosen. Bei Soor	Rp, Ausgenommen Externa
Midodrin	oral i. m., i. v.	0,0025 0,0025	2—3× tägl. Bei Bedarf bis 3× 0,05.	
Milchsäure (90 %)	oral Mundspülg. Vaginalspülg. Ätzmittel	0,5 1 % 0,5 % 50 %	17 Tropfen auf 1 Glas Wasser. Zu den Mahlzeiten. 100fach verdünnt. 200fach verdünnt. 2fach verdünnt.	
Minocyclin	oral	0,1	1 Dosis 0,2, dann 0,1 in 12stdg. Abständen	Rp
Minoxidil	oral	0,005	1× tägl. Dann individuell nach Vorschrift aufbauen. Nur zusammen mit Diureticum und β-Blocker anwenden.	Rp
Misoprostol	oral	0,0004	2× tägl.	Rp
Mithramycin	i. m., i. v.	(0,0025)	Dosierung nur nach Anweisung.	Rp

Arzneistoff mit Höchstdosen	Applikationen	Einzeldosis (g) / Konz.	Dosierungshinweise / Bemerkungen	Aufbereitung /Verschreibungspflicht
Mitopodozid	i. v.	0,2	In 10—20 ml Verdünnungslösg. innerhalb 10 Min. injizieren	Rp
	i. v. Infus.	0,5	In 150 ml Infusionslösung innerhalb 1—2 Std.	
	i.pleural		In 20—50 ml isoton. Kochsalzlösung unter	
	i.peritonal	0,2	Zusatz eines Lokalanaestheticums.	
	Umschlag	3 %	(20 % Ampullenlösung 6—10fach verdünnt)	
Mitomycin C	i. v.	0,01—0,02	Pro qm/KOF alle 6—8 Wochen.	Rp
Mofebutazon	oral	0,3	3× tägl. Am 1. Tag: morgens 0,6, mittags u. abends je 0,3	
Molsidomin	oral	0,002	2× tägl. Bei Bedarf bis 3× 0,004.	Rp
	i. v.	0,002	Wiederholbar n. 2 Std., Tagesdosis 0,012 möglich.	
Monobenzon	s. Hydrochinonmonobenzylaether			
Monochlorphenol (ortho)	Desinfektionsm.	1 %	Für Haut	
Monochlorphenol (para)	Desinfektionsm.	1 %	Für Haut	
Mopidamol	oral	0,5	3× tägl. nach den Mahlzeiten.	
	i. v.	0,15	Am Operationstag und bis höchstens bis zum 10. Tag 2—3× tägl. Langsam injizieren.	
Morazon	s. c., i. m.	0,07	Bis 2× tägl. Nicht nach 16 h.	Rp
Moroxydin	oral	0,4	3—4× tägl. 10 Tage lang. Kinder unter 5 Jahren: 0,2	Rp
Morphinhydrobromid	wie Morphinhydrochlorid			Rp
Morphinhydrochlorid 0,03!, 0,1! (DAB 9) s. c., i. m.: 0,02!, 0,6! (2. AB-DDR)	s. c.	0,01		Rp
	oral	0,01		
	rect.	0,01		
Morphinsulfat	wie Morphinhydrochlorid			

Arzneistoffe Mox—Naf

Arzneistoff mit Höchstdosen	Applikationen	Einzeldosis (g) / Konz.	Dosierungshinweise / Bemerkungen	Aufbereitung / Verschreibungspflicht
Moxaverin	oral i. m. i. v.	0,05 0,06 0,15	1—3× tägl. In schweren Fällen bis 3× 0,15. Langsam injizieren	
Moxisylyt	oral	0,04	3× tägl. Dosis nur vorübergehend erhöhen.	
Mucopolysaccharidasen	Iontophorese Hautcreme	200 I.E. 13 500 I.E. / 100 g	2× wöchentl. Nicht auf infizierte Haut.	
Mucopolysaccharidpolyschwefelsäureester	s. c., i. m. Depot i. v. i. articulär Hautsalbe, -Gel (25 000 I.E. / 100 g)	25 000 I.E. 10 000 I.E. 0,025 0,25 0,3 %	Alle 24 Std. Alle 6 Std. In jedem Fall individuell dosieren unter Kontrolle der Blutgerinnung. Antidot: Protamin. Kleine Gelenke Hüftgelenk	Rp, A — parenterale Anwendung
myo-Inositol	s. Inosit			
Myrtol	oral	0,2		
Nabumeton	oral	0,5	2× 0,5 abends	Rp
Nadolol	oral	0,06	1× (morgens). Nach 1 Woche auf doppelte Dosis erhöhen. Pulsfrequenz kontrollieren.	Rp
Naftidrofuryl	oral oral retard i. a., i. v. i. m. i. v. Infus.	0,1 0,1 0,04 0,04 0,4	3× tägl. 3× tägl. 1× tägl. In 500 ml Infusionslösung innerhalb 2 Std.	Rp
Naftifin	Salbe, Creme Lösung	1 %	1× tägl. auftragen	

Arzneistoff mit Höchstdosen	Applikationen	Einzeldosis (g) / Konz.	Dosierungshinweise / Bemerkungen	Aufbereitung / Verschreibungspflicht
Nalidixinsäure	oral	1,0	4× tägl. bei akuten Fällen. 2× tägl. bei Langzeitbehandlg. Nur nach Antibiogramm. Kinder über 1 Jahr: 3× 0,02/kg K.G. Kinder ab 4 Mte.: 1. Tag 0,02/kg K.G. 1×, dann 0,012 kg K.G. alle 8 Std.	Rp
Nandrolon	i. m.	0,025	1× alle 4 Wochen. In schweren Fällen doppelte Dosis	Rp, A —
Naphazolin	Augentropfen Nasentropfen	0,05 % 0,1 %	1—2 Tropfen alle 2—3 Std. Maximalkonzentration 0,05! 2—4 Tropfen. Maximalkonzentration 0,1! (2. AB-DDR) Vorsicht bei Kleinkindern und Säuglingen.	
Naphtalin	oral Hautsalbe Einreibg.	0,3 10 % 10 %	Wurmmittel In Öl. Gegen Kopfläuse	
Naphtalol	oral	0,5		
Naphtol, α-	wie Naphtol, β-			
Naphtol, β-	oral Pinselg. Salbe	0,1 2 % 5 %		
Naproxen	oral rect.	0,25 0,25	2× tägl. (morgens u. abends) Erhaltungsdosis. 2× tägl. Vorsicht bei Magengeschwüren.	Rp
Narceinhydrochlorid	oral	0,05		Rp
Narcotin	s. Noscapin			

Arzneistoffe — Nat—Nat

Arzneistoff mit Höchstdosen	Applikationen	Einzeldosis (g) / Konz.	Dosierungshinweise / Bemerkungen	Aufbereitung / Verschreibungspflicht
Natamycin	Lutschpastillen	0,01	4—6× tägl.	Rp, ausgenommen Externa
	Mundspülg.	1 %		
	Inhalat.	2,5 %		
	Instillation		4× tägl.	
	Hautcreme	2 %		
	Hautpuder	1,5 %		
	Vaginaltabletten	0,025	1× tägl.	
	Vaginalcreme	2 %		
Natriumacetat (3 H$_2$O)	oral	1,5		
	i. v. Infus.	15—60 mval/L	Je nach ionaler Zusammensetzg. d. Infusionslösg.	
Natrium-p-aminobenzoat	oral	4,0 2,0	1. Dosis Dann alle 2 Std. mehrere Tage lang bei Rickettsia.-Infektionen. Leukocytenkontrolle erforderlich.	
Natrium-p-aminosalicylat (2 H$_2$O)	oral	0,2/kg u. Tag	Auf 3 Einzeldosen verteilen.	Rp
	i. v. Infus.	24,0/Tag	Bei Leichtgewichtigen 16,0/Tag	
Natriumapolat	Hautsalbe	1 %	2× tägl. bei Trombophlebitis, sonst mehrmals täglich.	
Natriumaurothiomalat	i. v.	0,01	Initialdosis 2× Woche, bis 100 mg/Woche ansteigend.	
Natriumbenzoat	oral	1,0		
	Mundspülg.	1 %		
Natriumbituminosulfonat	oral	0,2		
	rect.	0,2		
	Globuli	0,2		
	Salbe, Pinselg.	10 %		
Natriumbromid 2,0!, 6,0! (P. I.)	oral	1,0	3× tägl.	

Arzneistoff mit Höchstdosen	Appli-kationen	Einzel-dosis (g) / Konz.	Dosierungshinweise / Bemerkungen	Aufberei-tung / Ver-schreibungs-pflicht
Natriumcalciumedetat	i. v.	0,4	2—3× tägl. 3—5 Tage lang. Dann 7 Tage Pause. Tagesdosis nicht mehr als 0,02/kg K.G.; Gesamtdosis nicht mehr als 0,5/kg K.G.	
Natriumcarbonat-dekahydrat (37 % Na_2CO_3)	oral Augenwasser	0,5 0,3 %	In 1 % Lösung	
Natriumcarbonat-monohydrat	oral	0,2	In 1 % Lösung	
Natriumcarbonat, Rohes	Waschg. Badezusatz	2 % 200,0	Auf 1 Vollbad	
Natriumchlorid	oral Injekt. in Varizen i. v. Infus. Tropfklysma Mundspülg.	1,0 20 % 0,9 0,9 % 5 %	Bis 6,0/Tag. Zur Verödung	
Natriumchlorid, Rohes	Badezusatz	2 kg	Auf 1 Vollbad.	
Natriumchlorat	Mundspülg.	2 %	Vorsicht! Blutgift.	
Natriumcitrat (2 H_2O) (neutral)	oral	1,0		
Natriumdibunat	oral	0,01		
Natriumdihydrogen-phosphat (2 H_2O)	oral	1,0		
Natriumdihydrogen-tartrat	oral	5,0	Als Laxans.	
Natriumdioctylsulfo-succinat	s. Docusat-Natrium			
Natriumdodecylsulfat	s. Natriumlaurylsulfat			

Arzneistoff mit Höchstdosen	Applikationen	Einzeldosis (g) / Konz.	Dosierungshinweise / Bemerkungen	Aufbereitung / Verschreibungspflicht
Natriumfluorid oral: 0,075!, 0,075! Maximalkonzentration f. Zahnfluoridierung 2 % (2. AB-DDR)	oral oral	0,0005 (0,5 mg) 0,04	1× tägl. Kariesprophylaxe in Abhängigkeit vom Fluoridgehalt des Trinkwassers. 2× tägl. Bei Osteoporose	Rp, Tagesdosen mehr als 0,002
Natriumgentisat	oral i. m., i. v.	0,3 0,6		
Natriumglutamat	oral	2,0		
Natriumglycerinphosphat 50 %	oral	0,3		
Natrium-goldchlorid	oral	0,01		Rp
Natriumhydrogencarbonat	oral i. v. Infus.	1,0 500 mval/l (4,2 %)	Zwischen den Mahlzeiten Bei metabolischer Acidose Bei schwerster Acidose 1 000 mval/l (8,4 %) Dosierung nach Bedarf. Ionogramm kontrollieren.	
Natriumhydroxid	Ätzmittel	∅	Unverdünnt	
Natrium-γ-hydroxybutyrat	i. v.	0,05/kg K.G.	Bei Bedarf bis 0,08/kg K.G.	Rp
Natriumiodid 2,6!, 6,0! (DAB 9)	oral Salbe	0,5 10 %	Als Kropfprophylaxe 0,0005 (0,5 mg) Woche	
Natriumiopodat	oral	3,0	2× (12 Std. u. 3. Std.) vor der Untersuchung	Rp
Natriumkakodylat	oral s. c.	0,02 0,02		
Natriumlactat-Lösung	oral i. v. Infus.	1,0 156 mval/l (1,75 %) 5—48 mval/l	Bei metabolischer Acidose. In Infusionslösung. Je nach ionaler Zusammensetzung	

Arzneistoffe 118

Arzneistoff mit Höchstdosen	Applikationen	Einzeldosis (g)/ Konz.	Dosierungshinweise/ Bemerkungen	Aufbereitung/Verschreibungspflicht
Natriumlaurylsulfat	Inhalat.	0,1 %		
Natriummetaphosphat	oral	1,0		
Natriummonohydrogenphosphat (12 H_2O)	oral i. v. Infus.	1,0 1,0	Bis 6× tägl. Gesamtdosis	
Natriummonohydrogenphosphat, Getrocknetes	oral	0,5		
Natriummorrhuat	i. v. (lokal) rect. Analsalbe	5 % 10 % 10 %	Zur Varizenverödung	
Natriumnitrat	oral	0,5		
Natriumnitrit 0,3!, 1,0! (DAB 7) (2. AB-DDR)	oral i. m., i. v.	0,05 0,01		Rp
Natriumnucleinat	i. m.	0,02	1 ml 2 %	
Natriumoleat	oral	1,0		
Natriumoxybenzylphosphinat	oral s. c., i. m., i. v.	0,2 0,06	2× tägl. (morgens u. abends). 1× tägl.	
Natriumpantothenat	oral s. c., i. v.	0,1 0,01	Bei Resorptionsstörungen im Darmkanal mehrmals wöchentlich 0,5.	
Natriumpentosanpolysulfat	i. m. Depot i. v.	0,3 0,2	2× tägl. (morgens u. abends) 3 Tage, dann 1× tägl. unter Kontrolle der Gerinnungszeit. Sehr langsam injizieren. 3× tägl. 2 Tage lang, dann reduzieren. Antidot: Protamin	
Natriumperchlorat	oral oral	0,3 0,15	3—5× tägl. initial. Dann 1—5× tägl. als Erhaltungsdosis. Individuell einstellen.	Rp

Arzneistoffe

Arzneistoff mit Höchstdosen	Applikationen	Einzeldosis (g)/ Konz.	Dosierungshinweise/ Bemerkungen	Aufbereitung/Verschreibungspflicht
Natriumperoxid	Mundspülg.	0,3 %		
Natriumphosphinat (1 H_2O)	oral	0,5		
Natriumpicosulfat	oral	0,005	1× tägl.	
Natriumpolyhydroxyaluminium-monocarbonathexit-Komplex	oral	0,36	Zwischen den Mahlzeiten	
Natriumpolystyrolsulfonat	oral rect. Ohr-, Vaginalspülg.	15,0 30,0 10 %	2—3× tägl. 2× tägl. Kinder: 0,5/kg K.G. u. Tag.	
Natriumpropionat	Augentropfen	5 %	Mehrmals täglich.	
Natriumpropylvalerianat	oral	0,3	4—6stdl.	
Natriumrhodanid	oral	0,1	Blutdruck kontrollieren	
Natriumsalicylat 2,0!, 12,0! (P. I.)	oral i. v. Mundspülg.	1,0 1,0 1 %	1—3× tägl. 10 ml 10 % Lösung	
Natriumsilikat, Getrocknetes	oral	0,2		
Natriumsulfid	Waschg. Badezusatz	10 % 100,0	Auf 1 Vollbad	
Natriumsulfat-Dekahydrat	oral	20,0	Als Laxans in 250 ml Wasser	
Natriumsulfat, entwässertes	oral	10,0	Als Laxans in 250 ml Wasser	
Natriumsulfit	Umschlag	1 %		

Arzneistoff mit Höchstdosen	Applikationen	Einzeldosis (g) / Konz.	Dosierungshinweise / Bemerkungen	Aufbereitung /Verschreibungspflicht
Natriumtartrat	oral	5,0	Als Laxans	
Natriumthioglykolat	Hautpinselg.	8 %		
Natriumthiosulfat (5 H$_2$O)	oral i. v. Wundsalbe	2,0 1,0 10 %		
Nefopamhydrochlorid	oral i. m., i. v.	0,06 0,02	Bis 4× tägl. 1—3× tägl.	Rp
Neoarsphenamin 0,9!, 0,9! (P. I.)	i. v.	0,3—0,6 0,15—0,45	Für Männer } 1× tägl. Für Frauen Gesamtdosis für Männer 4,5—6,0, für Frauen 4,0—5,0, Säuglinge 0,01—0,03/kg K.G.	Rp
Neodymsulfoisonicotinat	i. v.	0,225	1× tägl.	Rp
Neomycin oral: 1,0!, 6,0! (2. AB-DDR)	oral i. m. Augensalbe Augentropfen Nasensalbe Vaginalspülg. Hautsalbe Hautpuder	0,5 0,25 0,5 % 0,5 % 0,5 % 0,5 % 0,5 % 0,5 %	3—4× tägl. (nicht länger als 7 Tage). 2× tägl. (nicht länger als 7 Tage).	Rp
Neostigmin 0,03!, 0,09! (DAB 9) s. c. oder i. m.: (0,003) 0,006! (P. I.)	oral s. c., i. m., i. v. Augentropfen Augensalbe Nasensalbe	0,004 0,0005 3 % 1 % 1 %	(Bromid) (Methylsulfat)	Rp
Netilmicin	i. m., i. v.	0,1	3× tägl. (Richtdosierung). Bei lebensbedrohlichen Zuständen bis 0,0075/kg K.G. u. Tag. Nicht bei Neugeborenen. Kinder 0,002/kg K.G. 3× tägl.	Rp

Arzneistoff mit Höchstdosen	Appli-kationen	Einzel-dosis (g) / Konz.	Dosierungshinweise / Bemerkungen	Aufberei-tung /Ver-schreibungs-pflicht
Nicametat	oral i. m.	0,05 0,05	1× tägl. 5 Tage lang, dann Einnahme.	
Nicardipin	oral	0,02	3× tägl., ggf. bis 0,09/Tag	Rp
Nicergolin	oral i. m. i. v. Infus.	0,005 0,002 0,004	3× tägl. Initial doppelte Dosis In 250 ml physiolog. Kochsalzlösung.	Rp
Nicethamid oral: 0,05!, 1,0! s. c. u. i. m.: 0,5!, 1,0! (P. I.)	oral i. v. s. c., i. m.	0,25 0,25 0,4		
Niclosamid 1,0!, 2,0! (2. AB-DDR)	oral	2,0	1× morgens nach dem Frühstück. Kinder unter 2 Jahren: 1× 0,5, Kinder über 2 Jahre: 1× 1,0	
Nicofuranose	oral	0,5	2—4× tägl. zwischen den Mahlzeiten	
Nicotinamid	oral s. c., i. m.	0,1 0,1		
Nicotinsäure oral u. s. c.: 0,2!, 0,8! (P. I.) oral u. s. c.: 0,5!, 2,0! (2. AB-DDR)	oral i. v.	0,2 0,25	3× tägl. mehrfach tägl.	
Nicotinsäurebenzylester	Hautpinselg. Hautsalbe Haarwasser	3 % 2,5 % 0,3 %	Äußerlich maximal 10 % (2. AB-DDR)	
Nicotinsäure-β-butoxy-ethylester	Einreibg. Salbe Liniment	1,0 % 2,5 % 10 %		
Nicotinsäuremethyl-ester	Hautsalbe	1 %		
Nicotinsäuresalicyl-ester	Hautsalbe	0,1 %		

Arzneistoff mit Höchstdosen	Applikationen	Einzeldosis (g)/ Konz.	Dosierungshinweise/ Bemerkungen	Aufbereitung/Verschreibungspflicht
Nifedipin	oral oral retard	0,01 0,02	3× tägl. Bei höherer Dosierung mindestens in 2std. Abstand. Bis 0,12/Tag möglich 2× tägl.	Rp
Nifenazon	oral	0,25	3× tägl. Initial, u. U. doppelte Dosis.	
Nifluminsäure	oral Hautcreme	0,25 3 %	3× tägl. während den Mahlzeiten	Rp
Nifuratel	oral Bacilli Hautsalbe	0,2 0,25 10 %	3× tägl. 7 Tage lang. 1× abends 10 Tage lang. 2—3× tägl. auftragen.	Rp
Nifuroxazid	oral	0,2	4× tägl. Nur in Ausnahmefällen länger als 7 Tage. Vorsicht während einer Schwangerschaft.	Rp
Nifurtoinol	oral	0,04	Alle 6 Stunden. Bei Langzeittherapie 3× tägl. Kinder 0,003/kg K.G. u. Tag	Rp
Nimodipin	oral	0,03	3× tägl.	
Nimorazol	oral	2,0	1× tägl. 3 Tage lang	Rp
Nisoldipin	oral	0,005	2—3× tägl.	Rp
Nitrazepam 0,01!, 0,03! (2. AB-DDR)	oral	0,005	1× ($^1/_2$ Std. vor dem Schlafengehen). Stationär als Anticonvulsivum bis 0,02 3× tägl.	Rp
Nitrefazol	oral	0,8	1× wöchentlich. Richtlinien beachten.	Rp
Nitrendipin	oral	0,02	1× tägl.	Rp
Nitrofural	s. Nitrofurazon			
Nitrofurantoin oral: 0,2!, 0,6! (2. AB-DDR)	oral oral retard Blasenspülg.	0,1 0,1 0,1 %	Tagesdosis 0,005/kg K.G. 7—10 Tage lang 2—3× tägl. 7—10 Tage lang	Rp
Nitrofurazon	Mundspülg. Hautlösg.	0,2 % 0,2 %		Rp

Arzneistoff mit Höchstdosen	Applikationen	Einzeldosis (g) / Konz.	Dosierungshinweise / Bemerkungen	Aufbereitung / Verschreibungspflicht
Nitroglycerin	s. Glyceroltrinitrat			
Nitroprussidnatrium	i. v. Infus.	0,02 mg (10 µg)min	Einschleichen. In 2minütigen Abständen steigern bis zur gewünschten Wirkung. Ab 0,002 mg (2 µg) kg K.G. u. Min. Zusatz von Natriumthiosulfat (10fache Menge v. Nitroprussid). Nur unter Blutdruckkontrolle.	Rp, parenterale Anwendung
Nitroxolin	oral	0,25	3× tägl. vor den Mahlzeiten. Mindestens 10 Tage lang. Bei chronischen Infektionen 1—2× tägl. über Wochen.	Rp
Nizatidin	oral	0,3	1× tägl. abends	Rp
Nomifensin	oral	0,025	2—3× tägl. in leichteren Fällen. 1—2× tägl. in der Geriatrie	Rp
	oral	0,05	2—4× tägl. Letzte Dosis nicht nach 17 h	
Nonoxinol 9	Vaginalcreme	5 %		
	Vaginalschaum	12,5 %		
	Globuli	0,075		
Nonylsäurevanillylamid	Hautcreme	0,2 %		
	Liniment	0,2 %		
Noradrenalinhydrochlorid 0,01!, —! i. v. u. i. m.: 0,00025!, —! (DAB 7)	wie Noradrenalintartrat			Rp
Noradrenalintartrat i. v. u. i. m.: 0,00025! (DAB 7)	i. v. Infus	0,01 % (0,1 µg/kg) K.G. u. Min.	20 Tropfen/min	Rp
	s. c.	0,0002		

Arzneistoff mit Höchstdosen	Appli- kationen	Einzel- dosis (g) / Konz.	Dosierungshinweise / Bemerkungen	Aufberei- tung / Ver- schreibungs- pflicht
Noradrenalini sol. 1 : 1 000	Zusatz zu anaesthesier. Injektionen pro 10 ccm pro 1 ccm	0,1 0,05	2 Tropfen 1 Tropfen im Bereich der Mundhöhle und in der Hals-, Nasen- u. Ohrenheilkunde.	Rp
Norethisteron oral: 0,005!, 0,01! (2. AB-DDR)	oral i. m.	0,005 0,2	1× tägl. Vom 19.—26. Zyklustag. Zur Hor- montherapie. Bei Mammacarcinom: 3× 0,01, Langzeitanwendung. Bei Endometriose: 2× 0,01. 1× tägl. an d. ersten 5 Zyklustagen. Dann 3× alle 8 Wochen, weiter alle 12 Wochen.	Rp
Norfenefrin	oral oral retard i. v. s. c., i. m.	0,006 0,025 0,01 0,01	2—3× tägl. 1× morgens. Bei Bedarf n. 7 Std. wiederholbar. Langsam injizieren.	
Norfloxacin	oral	0,4	2× tägl.	Rp
Norgestrel	oral	30 µg (0,03 mg)	1× tägl. Beginn d. Einnahme am 1. Zyklustag	Rp
Normethadon 0,015!, 0,06! (2. AB-DDR)	oral	0,0075	1× tagsüber, 1× abends	Rp
D-Norpseudoephedrin 0,2!, 0,6! (2. AB-DDR)	oral oral retard	0,01 0,02	2× tägl. (morgens u. mittags) 1× tägl. Nach dem Frühstück. Nur kurze Zeit anwenden.	Rp
Nortriptylin	oral oral	0,01 0,025	Ambulant: 3—4× tägl. Stationär: 3—4× tägl.	
Noscapin (0,06!, 0,25! P. I.)	oral	0,025		Rp
Novobiocin	oral	0,25	4× tägl. 5 Tage lang. Säuglinge und Kleinkinder 0,01/kg K.G. 2—4× tägl.	Rp

Arzneistoff mit Höchstdosen	Applikationen	Einzeldosis (g)/ Konz.	Dosierungshinweise / Bemerkungen	Aufbereitung /Verschreibungspflicht
Noxiptilin 0,15!, 0,6! (2. AB-DDR)	oral	0,025	Ambulant: 2× tägl. Stationär einschleichen bis 0,2/Tag	Rp
Nystatin	oral	5× 10^5 I.E.	3× tägl.	
	Mundinstillat	1× 10^5 I.E.	2stdl.	
	Inhalat.	1× 10^5 I.E.	2—3× tägl. Bei Bedarf bis 1× 10^6 I.E./Tag.	
	Globuli	1× 10^5 I.E.	2× tägl. (morgens u. abends) 4 Tage lang, dann 1× tägl. 2 Tage.	
	Blasenspülg.	5× 10^4 I.E./ml		
	Salbe, Puder	1× 10^5 I.E./g	3× tägl. ca. 0,2 g Salbe	
Obidoximhydrochlorid	i. m., i. v.	0,25	1× wiederholbar in 10—20 Min. Abstand. Nur unter Atropinschutz: 0,005 (i. v. oder i. m.)	
Octamylamin	oral	0,08	(als Mucat)	A —
	s. c., i. m.	0,08	(als Amidosulfonat)	
	rect.	0,08	(als Amidosulfonat)	
Octopamin	perlingual	0,06	2—3× tägl. Bei Bedarf auch 1× nachts.	
	oral	0,1		
	oral retard	0,015	Bis 3× tägl.	
	s. c., i. m., i. v.	0,05	Bis 3× tägl.	
	i. v. Infus.	0,5	In 500 ml Infusionslösg.	
Ocytocin	s. Oxytocin			
Oflaxacin	oral	0,2	2× tägl.	Rp
Oleandomycin	oral	0,25	Alle 4—6 Std. nach Schwere der Krankheit (Kinder: 0,03/kg K.G. pro Tag).	
	i. m., i. v.	0,5	4× pro Tag	
Olsalazin-Natrium	oral	0,5	2× tägl.	Rp
Omeprazol	oral	0,02	1× tägl.	Rp
Opipramol	oral	0,05	3× tägl.	

Arzneistoff mit Höchstdosen	Applikationen	Einzeldosis (g) / Konz.	Dosierungshinweise / Bemerkungen	Aufbereitung / Verschreibungspflicht
Opium, Eingestelltes 0,15!, 0,5! (DAB 9)	oral	0,05		Rp
Opiumkonzentrat 0,03!, 0,1! (DAB 6)	oral s. c.	0,01 0,01	Entspricht: Opium-Gesamtalkaloide (Hydrochlorid) 50%	Rp
Opodeldok	s. Linimentum saponato-camphoratum			
Opodeldok, Flüssiger	s. Spiritus saponato-camphoratus			
Orazamid	oral	0,1	Zu den Mahlzeiten	Rp
Orciprenalin	oral oral retard s. c., i. m., i. v. Inhalat. Dosieraerosol	0,01 0,09 0,0005 5% Lösg. 0,75 mg	4× tägl. Bis 4× tägl. bei Reizleitungsstörungen. 5—10 Atemzüge. 1 Stoß Wiederhlg. nach 5 Min. möglich	Rp
Orgotein	i. artikulär i. m.	0,004 0,008	4—6mal, je in Abständen von 4—7 Tagen 4× pro Woche, 4 Wochen lang, dann reduzieren auf 3×/Woche.	Rp
Ornidazol	oral i. v. Infus.	1,5 0,5	1× (abends) n. d. Mahlzeit Alle 12 Std. 5—10 Tage lang.	Rp
Ornipressin	i. v. Infus i. v. Infus. Zusatz zu Lösungen von Lokalanaesthetica Wundlösg.	5 I.E. 5 I.E. 1 I.E./ 10 ml 5 I.E./ 10 ml	In 500 ml 5% Glukoselösg. 60—80 Tropfen/min bei Kollaps. In 200 ml isoton. NACl-Lösg. innerhalb 20 Min. bei Blutg. aus Oesophagusvaricen	Rp
Ornithin-aspartat	oral	30,0	1—2× tägl. nach d. Essen.	

Arzneistoff mit Höchstdosen	Appli- kationen	Einzel- dosis (g)/ Konz.	Dosierungshinweise / Bemerkungen	Aufberei- tung /Ver- schreibungs- pflicht
Orotsäure	oral	0,25	3× tägl. Bei Gicht 3—5× 1,0	A —
Orphenadrin	oral oral retard i. v. i. m. rect.	0,025 0,1 0,06 0,06 0,075	Langsam erhöhen bis 0,25/Tag. 2× tägl. (morgens u. abends) Langsam injizieren	Rp
Ossa sepiae	Zusatz zu Zahnpulv.	20 %		
Ouabain	s. g-Strophanthin			
Oxaboloncipionat	i. m.	0,025	1 Einzeldosis alle 8—10 Tage. Dann 3 Wochen Pause usw.	A —, Rp
Oxaceprol	oral	0,2	3× tägl. 4 Wochen und länger	Rp
Oxacillin	oral i. m., i. v.	0,75 0,5	Alle 6 Std. Alle 6 Std.	Rp
Oxatomid	oral	0,03	2× tägl. Nicht für Kinder unter 6 Jahren, während der Schwangerschaft und Stillzeit.	Rp
Oxazepam	oral rect.	0,01 0,03	3× tägl. Abends nach Bedarf doppelte Dosis. In schweren Fällen bis 3× 0,05. 2× tägl. (morgens u. abends). Kinder ab 1. Lebensjahr: 0,0075. Ab 6 Jahre: 0,015	
Oxazolam	oral	0,02	1—3× tägl.	
Oxedrin	oral i. m., i. v., s. c.	0,1 0,06	3× tägl. Kinder ab 4 Jahre 0,05. Wiederholbar in 1—2stdl. Abständen. Kinder ab 4 Jahre 0,02.	
Oxeladin	oral oral retard i. m., i. v.	0,02 0,04 0,02	2× tägl. (morgens u. abends)	
Oxiconazol	Creme, Lösg.	1 %	Morgens u. abends auftragen.	

Oxi—Oxy Arzneistoffe 128

Arzneistoff mit Höchstdosen	Applikationen	Einzeldosis (g)/ Konz.	Dosierungshinweise/ Bemerkungen	Aufbereitung/Verschreibungspflicht
Oxitriptan	oral	0,1	1—3× tägl.	Rp
Oxolinsäure	oral	0,75	2× tägl. 2. Dosis möglichst lange vor dem Schlafengehen. Nicht für Kinder unter 14 Jahren	
Oxomemazin	oral	0,01	1—4× tägl.	Rp
Oxophenarsin	i. m. in vitro	0,045 0,01	1. Injektion, dann 0,06 jeden 4. Tag Auf 500 ccm Blutkonserven zur Prophylaxe gegen Luesübertragung.	Rp
Oxprenolol	oral oral retard i. m. i. v.	0,04 0,16 0,01 0,001	Tagesdosis bis 0,16. Langsam erhöhbar bis 0,32/Tag. Individuell einstellen. 1× tägl. (morgens). Doppelte Dosis möglich. Langsam injizieren. Bei Herzinsuffizienz Digitalisierung erforderlich.	Rp
Oxybuprocain Maximalkonzentration am Auge: 1% (2. AB-DDR)	Oberflächenanaesthesie in Ophthalmologie in HNO	0,5% 1%	Nicht mehr als 10 ml Lösg. (entsprechend 0,0015/kg K.G. Substanz) applizieren	Rp, Anwendung am Auge
Oxycodon 0,015!, 0,1! (DAB 9) 0,02!, 0,06! (P. I.)	s. c. oral	0,05 0,05	3—4× tägl. 3—4× tägl.	
N-Oxyd-strychnininium-hydrochlorid	s. Strychnin-N-oxidhydrochlorid			
Oxyfedrin oral: 0,05!, 0,15! i. v.: 0,01!, 0,03! (2. AB-DDR)	oral perlingual i. v.	0,008 0,008 0,004	1—2× tägl. Nicht mehr als 0,064/Tag. 1—3× tägl.	

Arzneistoff mit Höchstdosen	Appli-kationen	Einzel-dosis (g) / Konz.	Dosierungshinweise / Bemerkungen	Aufberei-tung /Ver-schreibungs-pflicht
Oxymetazolin	Nasen-tropfen, -Gel	0,05 %	1—3× tägl.	
	Nasenspray	0,05 %	1—3× tägl. Kleinkinder: 0,025 %, Säuglinge: 0,01 %	
	Dosier-aerosol	0,06 %	0,033 mg pro Stoß 1—3× tägl.	
Oxymetholon	oral	0,002/kg K.G.	3× tägl. Mindestens 3 Monate lang. Bei Wir-kung Dosis reduzieren.	Rp
Oxypertin	oral	0,04	2—4× tägl. Nicht mehr als 0,3/Tag.	Rp
	i. m.	0,02	3× tägl. In akuten Fällen bis zu 0,2/Tag, höch-stens 5 Tage lang, dann reduzieren.	
Oxyphenbutazon	oral	0,1	Zu Beginn 3× 0,3 für 2—4 Tage. Dann reduzie-ren auf 1—3× 0,1. Nach den Mahlzeiten mit reichlich Flüssigkeit. Vorsicht bei Magen- und Darmulcera, bei Anticoagulantien. Nicht länger als 1 Woche.	Rp
	rect.	0,25	Zu Beginn 2—3×, dann 1× tägl.	
	rect. f. Kinder	0,1	7—12 J.: Beginn 2—3×, dann 1—2×, 3—7 J.: Beginn 2×, dann 1×, 1—3 J.: Beginn 1×, dann jeden 2. Tag.	
	Hautcreme	5 %		
	Augensalbe	10 %		
Oxytetracyclin	oral	0,5	1. Dosis. Dann 0,25 alle 4—6 Std. mehrere Tage lang.	Rp
	i. v.	0,25	Alle 12 Std.	
	i. m.	0,25	in Depotform 1× tägl.	
	Augen-tropfen	0,5 %		
	Augensalbe	1 %		
	Inhalat.	0,05 %		
	Vaginal-pulver	20 %		
	Hautsalbe	3 %		
Oxytocin	perlingual	200 I.E.	In ½stdl. Abständen. Höchstens 4500 I.E./Tag.	Rp. s. Methyler-gometrin
	i. v. Infus.	1 I.E.	In 100 ml 5 % Glucose 8—40 Tropfen/min.	
	i. m.	0,5 I.E.	Zur Geburtseinleitung ½stdl.	
	i. m.	3 I.E.	Bei Nachgeburtsblutungen.	

Pal—Pap Arzneistoffe 130

Arzneistoff mit Höchstdosen	Applikationen	Einzeldosis (g)/ Konz.	Dosierungshinweise/ Bemerkungen	Aufbereitung/Verschreibungspflicht
Palmitinsäureethymolester	i. m., i. v.	3 ml	Nur klinisch (bei Echinoccocus).	
Pamaquin	i. m. oral	0,01 0,01	1× tägl. 3 Tage lang (Malariatherapie).	
Pancuroniumbromid	i. v.	20—80 µg/kg K.G.	Einleitungsdosis: 0,004—0,006	Rp
Pankreatin	oral	0,5		
Pankreatinglycerollösung (10 %)	oral	5,0		
Pantothenol	perlingual s. c., i. m., i. v. Vaginaltabletten Inhalat. Augensalbe Nasensalbe Wundspülg.	0,1 0,5 0,15 2,5 % 5 % 5 % 5 %	2—4× tägl. Parenteral 1×/Tag bei Resorptionsstörg.; i. v. 1,0 bei Darmatonie.	
Pantothensäure	oral s. c., i. m., i. v.	0,02 0,01	Tagesbedarf etwa 0,01. Bei Resorptionsstörungen im Magendarmkanal: 0,5 bis 3× pro Woche.	
Papain	oral	0,2		
Papaverin	oral rect.	0,05 0,05		Rp
Papaverinhydrochlorid 0,1!, 0,6! (DAB 9) oral: 0,3!, 1,0! i. m., i. v.: 0,3!, 0,6! (2. AB-DDR)	oral oral retard i. m., i. v. rect.	0,1 0,15 0,05 0,05	mehrmals tägl. 3× tägl.	Rp
Papayotin	oral	0,1		

Arzneistoffe

Arzneistoff mit Höchstdosen	Applikationen	Einzeldosis (g) / Konz.	Dosierungshinweise / Bemerkungen	Aufbereitung /Verschreibungspflicht
Paraaminosalicylsäure (PAS)	s. Natr.-p.-aminosalicylat			
Paracetamol 1,0!, 4,0! (DAB 9)	oral rect.	0,5 0,5	Bis 4× tägl. Säuglinge 0,125; Kinder 0,25. Vorsicht!	
Paraffin, Flüssiges	oral	10,0		
Paraformaldehyd	buccal	0,1	Lutschpastillen	
Paraform	Raumdesinfektion	$5,0/m^3$		
Paraldehyd 5,0!, 15,0! (DAB 9) 5,0!, 10,0! (2. AB-DDR)	oral rect. i. m.	3,0 3,0 5 ml	10 %ig in Schleim Wiederholbar nach $^1/_2$ Std. Nicht i. v. oder s. c.	Rp
Paramethadion	oral	0,3	3× tägl. Kinder von 2—6 Jahren 0,2, Säuglinge 0,1. Individuell einstellen!	
Paramethason	oral i. m., i. v. i. m. Depot (Kristallsuspension)	0,002 0,02 0,4	= Erhaltungsdosis 1—3× tägl. Zu Beginn je n. Indikation: 0,006—0,016/Tag Für Notfälle, nicht mehr als 4× tägl. Injektionsintervalle je n. Indikation	Rp
Parathyrin	s. c., i. m., i. v.	100 USP-Einheiten	Alle 12 Std. Laufende Kontrolle des Serums-Calciumspiegels erforderlich. Gleichzeitig Calcium oral o. parenteral geben.	Rp
Paromomycin	oral i. m.	0,25 0,5	In 6std. Abständen bis 7 Tage lang 2—3× tägl. Gesamtdosis nicht mehr als 15,0. Achten auf Gleichgewichts- und Hörstörungen. Kinder: 0,01/kg K.G. u. Tag.	Rp
Pasiniazid	oral	0,01/kg K.G. u. Tag	Kinder 0,002/kg K.G. u. Tag.	Rp

Arzneistoff mit Höchstdosen	Appli-kationen	Einzel-dosis (g)/ Konz.	Dosierungshinweise/ Bemerkungen	Aufberei-tung/Ver-schreibungs-pflicht
Pecazin	oral	0,0125		
	oral	0,05	1× zur Narkosevorbereitung	
	i. m., i. v.	0,05		
	rect.	0,05		
Pecilocin	Hautsalbe	1,8 %	2—3× tägl.	
	Hautpinselg.	4,8 %	2—3× tägl.	
Pemolin	oral	0,02	2× tägl. (morgens u. mittags). Jugendl. 0,01 2× (morgens u. mittags).	Rp
Penbutolol	oral	0,04	1× tägl. Bei Bedarf nach 3—6 Wochen auf doppelte Dosis erhöhen.	Rp
Pengitoxin oral: 0,0024!, 0,0032 i. v.: 0,0015!, 0,00225 (2. AB-DDR)	oral	0,4 mg (400 µg)	1. u. 2. Tag je 2× tägl., ab 3. Tag Erhal-tungsdosis	Rp
	i. v.	0,25 mg	1× tägl.	
Penicillamin	oral	0,15	Im 1. u. 2. Monat 2× tägl. Dann Erhöhung bis 0,6/Tag bis 1,2/Tag möglich. Zur Erhaltung 1× tägl. 0,3. Blutbild kontrollieren! Nicht bei Schwangeren. Bei Metallvergiftungen 2,0—4,0/Tag.	Rp
	i. v. Infus.	1,0	Bis 3,0/Tag (bei Metallvergiftungen).	
Penicillin V Säure	s. Phenoxymethyl-Penicillin			
Pentaerythrityl-tetranitrat	oral	0,01	2—3× tägl.	Rp
	oral retard	0,04	2× tägl. (morgens u. abends). In schweren Fällen 2× 0,08	
Pentagastrin	s. c., i. m.	6 µg/kg K.G. (0,006 mg)	1× zu diagnostischen Zwecken	Rp

Arzneistoff mit Höchstdosen	Applikationen	Einzeldosis (g) / Konz.	Dosierungshinweise / Bemerkungen	Aufbereitung /Verschreibungspflicht
Pentazocin	oral	0,05	Alle Dosen sind n. 3—4 Std. wiederholbar. Höchste parenterale Tagesdosis 0,36	Rp
	s. c., i. m.	0,03		
	i. v.	0,03	Langsam injizieren	
	rect.	0,05	Kinder unter 12 J.: s. c. u. i. m. 0,001/kg K.G., i. v.: 0,0005/kg K.G., oral und rect.: 0,025 (nur f. Kinder ab 6 J.)	
Pentetrazol oral: 0,3!, 3,0! i. m., i. v.: 0,2!, 2,0! (2. AB-DDR)	oral i. m., i. v.	0,1 0,1	3—4× tägl.	
Pentifyllin	oral	0,3	2× tägl. zu Beginn. Dann reduzieren auf 1× tägl.	
	rect.	0,3		
Pentobarbital 0,4! (DAB 9)	oral rect. Kinder üb. 6 Jahre i. v.	0,1 0,05 0,1	1× vor dem Schlafengehen	Rp
Pentorex	oral	0,01	2× tägl. (morgens u. mittags) zu den Mahlzeiten	Rp
Pentoxifyllin	oral	0,1	Erhaltungsdosis: 3× tägl. Zu Beginn 3× 0,2 bis 3× 0,4	Rp
	i. a., i. v.	0,1	Langsam injizieren.	
	i. v. Infus.	0,1	In 300 ml Infusionslösg., innerhalb 90—180 Min. Langsam steigern um 0,05/Tag bis 0,3.	
	i. a. Infus.	0,1	In 20—50 ml Infusionslösg. innerhalb 10—30 Min.	
Pentoxyverin	oral	0,025	1—3× tägl. Säuglinge 0,003	
Pepsin	oral	0,3	Zu den Mahlzeiten	A —
Pepsin, Flüssiges	oral	0,3	Zu den Mahlzeiten	A —
Pepton, salzfrei	oral rect.	5,0 15,0	Auf 1 Tasse Brühe. Auf 100,0 ml Wasser.	

Arzneistoff mit Höchstdosen	Applikationen	Einzeldosis (g)/ Konz.	Dosierungshinweise/ Bemerkungen	Aufbereitung/Verschreibungspflicht
Perazin	oral	0,05	Tagesdosis individuell. Ambulant bis 3× tägl. Stationär bis höchstens 1,0/Tag.	Rp
Perhexilin	oral	0,1	2× tägl.	Rp
Perhydrol		s. Wasserstoffperioxidlösung (30%)		
Periciazin	oral	0,003	Ambulant: 1—2× tägl. zu Beginn. Dann unter Erhöhung individuell einstellen.	Rp
	oral	0,02	Erhaltungsdosis bei Psychosen: 3× tägl.	
Perindopril	oral	0,004	1× tägl.	Rp
Perphenazin	oral	0,004	N. Bedarf erhöhen bis 3× 0,008	Rp
	i. m., i. v.	0,005		
	i. m. Depot	0,1	Wirkdauer 2 Wochen	
	rect.	0,004		
Peruvosid	oral	0,0003 (0,3 mg)	Individuell nach Insuffizienzgrad des Herzens.	Rp
	i. v.	0,0003 (0,3 mg)		
Pethidin 0,15!, 0,5! (DAB 9) s. c., i. m.: 0,15!, 0,5! i. v. 0,1!, 0,3! (2. AB-DDR)	oral	0,05		Rp
	i. v.	0,05	In Kochsalz- oder Glukoselösung verdünnt langsam injizieren	
	s. c., i. m.	0,05		
	rect.	0,1		
Phenacetin 0,5!, 1,5 (P. I.)	oral	0,3		A —
Phenazon	oral	0,5	3× tägl. Blutbild kontrollieren.	
	rect.	1,0		
Phenazopyridin	oral	0,1	3× tägl. ½ Std. nach d. Mahlzeiten	
Pheneticillin	oral	0,125 (= 200000 I.E.)	In 6—8stdgen Abständen je nach Schwere des Falles. Kinder: 0,06 in 6—8stdgen Abständen.	Rp

Arzneistoffe — Phe—Phe

Arzneistoff mit Höchstdosen	Applikationen	Einzeldosis (g) / Konz.	Dosierungshinweise / Bemerkungen	Aufbereitung / Verschreibungspflicht
Phenindamin	oral	0,005		
Pheniramin	oral	0,025	Nach d. Mahlzeiten.	
	oral retard	0,075	1× abends.	
	i. m.	0,025		
	i. v.	0,025	Langsam injizieren.	
	Hautsalbe	1,5 %		
Phenmetrazin	oral	0,025	Nicht abends, da sonst Schlafstörungen.	
Phenobarbital 0,8! (DAB 8) 0,3!, 0,6! (P. I.)	oral	0,015	Als vegetativ. Sedativum	Rp
	oral	0,1	Als Schlafmittel u. Antiepilepticum	
	i. m.	0,2		
Phenobarbital-Natrium 0,8! (DAB 9) oral: 0,5!, 1,0! i. m.: 0,3!, 0,6! (P. I.)	oral	0,1		Rp
	i. m.	0,2		
Phenobutiodil	oral	3,0	(= 6 Tabletten). Etwa 11 Std. vor der Röntgenaufnahme (zur Cholecystographie).	Rp
Phenol 0,1!, 0,3! (P. I.)	oral	0,05		A —
	Injekt.	(0,3)	In Gelenkspalt (Phenol. 3,0, Campher 6,0, Alcoh. abs. 1,0).	
Phenol, Flüssiges	Desinfektionsmittel		1 % für Haut, 2 % für Exkremente, Materialien	A —
	Hautsalbe	2 %		
	Pinselg.	5 %		
	Ätzmittel	20 %		
Phenolphthalein	oral	0,1	1× (abends)	
Phenolsulfophthalein (Phenolrot)	i. m., i. v.	0,006	Lösung 0,6 % Diagnosticum	
Phenoxybenzamin	oral	0,005	Zu Beginn 2× tägl. Steigern auf 0,02—0,03/Tag; höchstens 0,24/Tag. Kinder und Säuglinge: 0,0002 (0,2 mg) kg K.G. und Tag.	Rp

Arzneistoff mit Höchstdosen	Appli-kationen	Einzel-dosis (g) / Konz.	Dosierungshinweise / Bemerkungen	Aufberei-tung /Ver-schreibungs-pflicht
Phenoxymethyl-Penicillin	oral	0,39	Entspr. 600 000 I.E. 3× tägl. Bei Bedarf bis 1,5 Mega 3× tägl. Kleinkinder: halbe Dosis (Dosis entspr. 300 000 I.E.) 3× tägl. Bei Bedarf bis doppelte Dosis.	Rp
Phenprobamat	oral	0,4	3× tägl.	Rp
Phenprocoumon oral i. m., i. v.: 0,02!, 0,03! (2. AB-DDR)	oral i. v. i. m.	0,006—0,018 0,001 0,002	Individuell einstellen unter Kontrolle der Blutgerinnung zur Erreichung eines Quickwertes um 30 %	Rp
Phentermin	oral retard	0,015	1× nach d. Frühstück	Rp
Phentolamin	i. v. i. m., i. v.	0,005 0,01	Diagnostisch Therapeutisch	Rp
β-Phenylethylamin	oral	0,05		
Phenylbutazon 0,2!, 0,6! i. m.: 0,6!, 1,2! (2. AB-DDR)	oral i. m. rect. Hautsalbe	0,2 0,6 0,25 5 %	Als Anfangsdosis 2—3× tägl. dann 0,2/Tag. Nicht länger als 8 Tage. 1× tägl. Zur Einleitung der Therapie.	Rp
Phenylchinolincarbon-säure	s. Cinchophen			
Phenyldimethylpyra-zolonsalicylat	oral	0,5		
Phenylephrin	oral Augen-tropfen Nasen-tropfen	0,003 10 % 0,25%		Rp, An-wendung am Auge in Konzen-trationen höher als 2,5 %
Phenylmercurinitrat	wie Phenylmercuriborat			

Arzneistoff mit Höchstdosen	Applikationen	Einzeldosis (g)/ Konz.	Dosierungshinweise / Bemerkungen	Aufbereitung/Verschreibungspflicht
Phenylmercuriborat Maximalkonzentration am Auge 0,02 % (2. AB-DDR)	buccal Nasentropfen Antisepticum	0,0003 0,025 % 0,2 % 0,06 % 0,4 % 0,02 % 0,4 %	Lutschpastillen und Halspastillen In Glycerin. Zur Hautdesinfektion und Spülung von Körperhöhlen. Maximalkonzentration 0,2 %! (2. AB-DDR). Vaginalovula Lösung, Hustentropfen u. ä. Instrumentendesinfektion	
	Wundpuder	0,07 %		
Phenylpropanol	oral	0,1	Zu den Mahlzeiten	
Phenylsalicylat	oral Mundspülg. Puder	0,5 1 % 30 %		
Phenyramidol	oral i. m. rect.	0,4 0,8 0,8	3× tägl. 1× tägl. 1—2× tägl.	
Phenytoin 1,0! (DAB 9) 0,4!, 0,8! (P. I.)	oral i. v. i. v. Infus. rect.	0,1 0,125 0,75 0,2	Bei Epilepsie einschleichend beginnen. Nach Bedarf erhöhen. Langsam injizieren (0,025/min), u. U. nach 20—30 Min. wiederholen. Blutdruck und EKG-Kontrolle erforderlich. Innerhalb 8 Std. Kontrolle s. o. Achten auf Nebenerscheinungen (Nystagmus, Doppelsehen) Nicht mehr als 2× tägl.	Rp
Pholcodin	oral	0,008	Mehrmals tägl.	Rp
Pholedrin oral: 0,05!, 0,2! oral: (Depot) 0,1!, 0,3! s. c., i. m.: 0,05!, 0,15! i. v.: 0,01!, 0,02! (2. AB-DDR)	oral i. v. s. c., i. m. rect. Augentropfen	0,01 0,01 0,01 0,04 5 %	Säuglinge und Kleinkinder 0,003. Mehrmals tägl. $^1/_2$—1stündlich Dauertropfinfusion (als Formiat) 1—2 Tropfen. Maximal 10 %! (2. AB-DDR)	

Arzneistoff mit Höchstdosen	Applikationen	Einzeldosis (g)/ Konz.	Dosierungshinweise / Bemerkungen	Aufbereitung/Verschreibungspflicht
Phosphorsäure, Verdünnte (25%)	oral Mundspülg. Verbandwasser	0,5 2%	Mindest. 20fach verdünnt zu den Mahlzeiten 50fach verdünnt (= 0,5% Ph.S)	
Phthalylsulfacetamid 1,0!, 3,0! (ÖAB)	oral	0,5	3× tägl. 4—5 Tage lang.	Rp
Phthalylsulfathiazol 8,0!, 15,0! (2. AB-DDR)	oral	1,0	3× tägl. 4—5 Tage lang bei Darminfektion. Kinder 3× tägl. 4—5 Tage lang 0,5. Säuglinge 3× tägl. 4—5 Tage lang 0,05/kg.	
Phyllochinon (Phytomenadien)	s. Vitamin K_1			
Physostigminsulfat 0,001!, 0,003! (DAB 9)	s. c. oral Augentropfen	0,00025 0,0005 0,2%	(1 Tropfen) Höchstens 0,5% (g/v) (DAB 8)	Rp
Picrotoxin 0,005!, 0,01! (DAB 6) i. m.: 0,003!, 0,006! (P. I.)	oral s. c., i. m., i. v.	0,002 0,002		Rp
Pikrinsäure	Umschlag, Pinselg.	1%		
Pilocarpinhydrochlorid 0,02!, 0,04! (DAB 9) s. c.: 0,01!, 0,03! (2. AB-DDR)	s. c. oral Augentropfen	0,005 0,005 1%	(2. Tropfen). Höchstens 2% (g/v) (DAB 8) (als Nitrat)	Rp
Pilocarpinnitrat	wie Pilocarpinhydrochlorid			Rp
Pilocarpinsulfat	wie Pilocarpinhydrochlorid			
Pimozid	oral oral	0,001 0,002	Ambulant: 1× tägl. Zu Beginn u. U. 0,002 Klinisch: Beginn 1× tägl. (morgens). Nach Bedarf steigern auf 0,01/Tag. Erhaltungsdosis 0,002—0,006/Tag.	Rp

Arzneistoffe

Arzneistoff mit Höchstdosen	Applikationen	Einzeldosis (g) / Konz.	Dosierungshinweise / Bemerkungen	Aufbereitung / Verschreibungspflicht
Pindolol	oral	0,005	3× tägl. ½ Std. vor den Mahlzeiten	Rp
	oral retard	0,02	1× tägl.	
	i. v.	0,0004 (0,4 mg)	Langsam injizieren unter Pulskontrolle. Bei Notfällen nur in der Klinik	
Pipamperon	oral	0,04	Beginn: 3× tägl. steigern n. Bedarf u. U. bis 3× 0,12. Kinder 3× 0,02	Rp
Pipazetat	oral	0,02	Kinder 0,01, Säugline und Kleinkinder 0,006 (bis 3× am Tag)	
	rect.	0,02	Kinder 0,01, Säuglinge 0,005	
Pipemidsäure	oral	0,4	Morgens und abends	Rp
Piperazin (Hexahydrat oder Salze)	oral	1,5	3× tägl. 2 Tage bei Ascariden	A —, Rp
	oral	1,0	2× tägl. 6 Tage lang bei Oxyren. Kinder: 5—12 Jahre: ½, bis 5 Jahre ⅓	
Piperidolat	oral	0,05	4× tägl. vor den Mahlzeiten	Rp
Pipoxolan	oral	0,02	3× tägl.	Rp
	rect.	0,02		
Piprinhydrinat	oral	0,006	Kinder ab 6 Jahren: 0,0015	
Piprozolin	oral	0,1	3× tägl.	A —
Piracetam	oral	0,8	3× tägl. zu Beginn höher, bis 3× 1,2	Rp
	i. m., i. v.	2,0	In akuten Fällen 1×, dann i. v. Infus.	
	i. v. Infus.	2,0	Alle 4 Std. Tagesdosis bis 12,0	
Pirbuterol	oral	0,01	3—4× tägl. bis 0,06/Tag	Rp
	Dosieraerosol	0,0002	3—4× 2 Stöße	
Pirenzepin	oral	0,025	1. Dosis 0,05. Dann 2× (morgens u. abends) 0,025 vor der Mahlzeit.	Rp
	i. v.	0,01	2× tägl. Auch als Infusion	
Piretanid	oral	0,06	1—2× tägl.	Rp

Pir—Pol — Arzneistoffe 140

Arzneistoff mit Höchstdosen	Applikationen	Einzeldosis (g)/Konz.	Dosierungshinweise / Bemerkungen	Aufbereitung/Verschreibungspflicht
Piribedil	oral	0,02	Zu Beginn 1× tägl. Alle 3 Tage um 1× erhöhen bis 4× tägl.	Rp
Piridoxilat	oral	0,2 0,1	3× tägl. zu Beginn 3× tägl. zur Erhaltung	Rp
Piritramid	i. m. i. v.	0,015 0,2 mg/kg K.G.	Wiederholbar nach 6 Std. Bei Überdosierung Gefahr der Atemdepression. Antidot Lorfan®.	Rp
Piroxicam	oral	0,01	1× tägl., initial bis 0,04 tägl.	Rp
Pituitarium posterius	s. Hypophysenhinterlappen (HHL)			
Pivampicillin	oral oral	0,35 0,7	6stdl. (bei Infektion der Harnwege). 6stdl. (bei Infektion der Atem- und Gallenwege). Einzeldosis nicht höher als 1,4. Kinder 0,1/kg K.G. u. Tag	Rp
Pizotifen	oral	0,0005 (0,5 mg)	Zu Beginn 1× abends 1. und 2. Tag, 2× (mittags u. abends) 3. u. 4. Tag. Ab 5. Tag: 3× (2—3 Mte lang).	Rp
Podophyllin 0,1!, 0,3! (DAB 6) 0,05!, 0,2! (2. AB-DDR)	oral	0,02	1× abends	Rp
Polidocanol	Lösg.	0,5—3 %	Menge individuell; zur Venenverödung	
Polymyxin B	oral i. m. i.thekal Umschläge	0,075 (750 000 I.E.) 0,002/kg K.G. u. Tag 0,005 0,1 %	4× tägl. Kinder v. 2—5 Jahren 0,05 3× tägl. 3—4 Tage lang. Auf 4 Dosen verteilen. Maximal 0,2/Tag. Pro Tag 3—4 Tage lang. Kinder unter 2 Jahren 0,002 pro Tag 3—4 Tage lang.	Rp

Arzneistoff mit Höchstdosen	Appli-kationen	Einzel-dosis (g)/ Konz.	Dosierungshinweise / Bemerkungen	Aufberei-tung/Ver-schreibungs-pflicht
Polythiazid	oral	0,001	Zu Beginn: 1× morgens. Zur Erhaltg.: 1× jeden 2. Tag	Rp
Polyvidon-Iod	Lösg.	10 % (10 % verfügb. Iod)	Unverdünnt auftragen. Für Umschlag und Spülg. verdünnen.	
	Salbe Flüssigseife	10 % 7,5 %	Mehrmals tägl.	
Prajmaliumbitartrat	oral	0,02	Zu Beginn: 3—4× tägl. Zur Erhaltg.: 1—2× tägl.	Rp
Pramiverin	i. m. i. v.	0,002 0,002	Langsam injizieren } Nicht mehr als 4× täglich	Rp
Prasteron-oenanthat	i. m.	0,2	1× alle 4 Wochen	Rp
Prazepam	oral	0,01	2× tägl. (morgens u. abends). Höchstens bis 0,06/Tag. Individuell einstellen.	Rp
Praziquantel	oral	0,005—0,06	Pro kg Körpergewicht je nach Art des Parasitenbefalls	Rp
Prazosin	oral	0,0005 (= 0,5 mg)	1× tägl. (abends). In Tagesabständen langsam erhöhen. Steigerbar bis 0,02/Tag. Einzeldosen nicht größer als 0,005.	Rp
Prednicarbat	Creme, Salbe	0,25 %	1—2× tägl. auftragen	Rp
Prednimustin	oral	0,1	0,16/m^2 Körperoberfläche, nach individuellem Therapieschema.	Rp
Prednisolon s. c., i. m., i. v.: 0,05!, 0,3! (als Bisuccinat) (2. AB-DDR)	oral s. c., i. m. i. v. Infus. Kristall-suspension Augen-tropfen Augensalbe	0,005/Tag 0,025 0,025 0,01 0,5 % 0,5 %	(bis 0,01). Als Erhaltungsdosis. Initial je nach Indikation 0,03—0,06 (bis 0,1 u. mehr). Bei Bedarf mehrmals tägl. Bei lebensbedrohlichen Zuständen bis 3,0. Lokal, peri- u. intraartikulär. Dosis variiert nach Größe d. erkrankten Herdes. Mehrmals tägl. Mehrmals tägl.	

Arzneistoff mit Höchstdosen	Appli-kationen	Einzel-dosis (g)/ Konz.	Dosierungshinweise/ Bemerkungen	Aufberei-tung/Ver-schreibungs-pflicht
Prednison	oral	0,005/Tag	(bis 0,01). Als Erhaltungsdosis. Anfangsdosis je nach Indikation 0,02—0,06.	Rp
	oral retard	0,01	1× morgens vor 8 Uhr. Erhaltungsdosis. Initial je n. Indikation 0,02—0,06.	
	rect.	0,005/Tag	(bis 0,015). Als Erhaltungsdosis. Initial 0,03—0,1/Tag.	
	Klysma	0,025	In 100 ml 1× tägl.	
Prednyliden	oral	0,006	1× tägl. als Erhaltungsdosis (auch retard). Initial je n. Indikation 0,012 u. mehr.	Rp
	oral	0,024	1× zwischen 6 und 8 Uhr morgens alle 2 Tage.	
	i. m., i. v.	0,03	1 bis mehrere Male je nach Bedarf. Injektions-lösung auch intraartikulär, präperiostal, s. c. anwendbar.	
Prenoxdiazin	oral	0,1	Bis 4× tägl.	Rp
Prenylamin oral: 0,2!, 0,6! (2. AB-DDR)	oral	0,06	1—2× tägl.	Rp
Pridinol	oral	0,005	1× tägl. zu Beginn. Steigern bis 3× tägl., nach Wirkungseintritt. Erhaltungsdosis: 1× tägl. Als Muskelrelaxans halbe Dosis.	Rp
	i. m. (Methan-sulfonat)	0,0022	2× tägl.	
Prilocain	Infiltrations-anaesthesie	0,5 %	Bei jeder Applikationsart nicht mehr als 0,4 (f. Erwachsene von 70 kg)	
	Leitungs-anaesthesie	2 %		
	Spinal-anaesthesie	5 %	Bei Kindern und bei reduziertem Allgemeinzu-stand nicht mehr als 0,0057/kg K.G.	
Primaquin	oral	0,015	1× tägl. im Anschluß an eine Resochinbehand-lung 2 Wochen lang. Zur Gametenabtötung 1× tägl. 3 Tage lang.	Rp

Arzneistoff mit Höchstdosen	Applikationen	Einzeldosis (g) / Konz.	Dosierungshinweise / Bemerkungen	Aufbereitung /Verschreibungspflicht
Primidon oral:0,5!; 2,0! (2. AB-DDR)	oral	0,25	Tagesdosis 1,0—1,5. Individuell einstellen.	Rp
Probenecid	oral	0,25	Bei Gicht: 1. Woche 2× tägl., ab 2. Woche doppelte Dosis.	Rp
	oral	0,5	4× tägl. als Adjuvans bei der Anwendung von Penicillin u. PAS (Hemmung d. renalen Ausscheidung).	
Probucol	oral	0,5	2× tägl. Nicht bei Hepatitiden, Enteritis, Cholestase.	Rp
Procainhydrochlorid oral 0,5!, 1,0! s. c., i. m., i. v. 0,5!, 0,5! (2. (AB-DDR)	Injekt.	0,5 %	Zur Infiltrationsanaesthesie	
	Injekt.	2 %	Zur Leitungsanaesthesie u. Neuraltherapie	Im Kopf-, Hals u. Genitalbereich nicht mehr als 0,2 Subst. innerhalb 2 Std.
	i.lumbal	1 %	6 ml	
	Urethraleinspritzg.	10 %	Zur Anaesthesie	
	Augentropfen	2 %		
Procainamid	oral	0,25	2—4× tägl.	Rp
	oral retard	1,0	2—3× tägl.	
	i. v.	0,5	(bis 1,0). Sehr langsam innerhalb 5 Min. injizieren.	
	i. m.	1,0	Wiederholbar n. 1—3 Std.	
Procain-Benzylpenicillin i. m. 2 Mega!, 3 Mega! (2. AB-DDR)	i. m.	1 Mega	1× tägl.	Rp
Procarbazin	oral	0,05	Einschleichen: Beginn mit 1×, jeden Tag um 0,05 steigern, bis zu einer Tagesdosis von 0,25—0,3. Behandlungsdauer bis Gesamtdosis von 6,0. Blutbild kontrollieren.	Rp
Procaterol	oral	0,00005 (50 μg)	2× tägl.	Rp

Arzneistoff mit Höchstdosen	Appli-kationen	Einzel-dosis (g)/ Konz.	Dosierungshinweise/ Bemerkungen	Aufberei-tung/Ver-schreibungs-pflicht
Procyclidin	oral i. v.	0,0025 0,01	3× tägl. Nach Bedarf bis zur doppelten Dosis steigern.	Rp
Profenamin	oral	0,05	Bis 0,5/Tag (= Ethopropazin).	
Progesteron i. m. (Depot): 0,1!, 0,1! (2. AB-DDR)	perlingual i. m. Intrauterin-pessar	0,005 0,005 0,038	In öliger Lösung. Wirkstoffabgabe 18 Monate lang.	Rp
Proglumetacin	oral	0,15	Morgens 1×, abends 2×.	Rp
Proglumid	oral i. v.	0,4 1,6	3× tägl. vor den Mahlzeiten = Tagesdosis. Maximal 0,04/kg K.G.	Rp
Prolintan	oral	0,01	Morgens 1—2×, nachmittags 1×.	
Proloniumiodid	s. c., i. m. i. v.	0,2 0,2	1× tägl. jeden 2. Tag. Langsam injizieren. Bei thyreotoxischer Krise doppelte Dosis u. mehr	Rp
Promazin	oral i. v. i. m. rect.	0,025 0,05 0,05 0,1	Nach Wirkung dosieren. Initial bei akuten Zuständen. Bis 1,2 g/Tag möglich in 4—6 Einzeldosen.	Rp
Promethazin 0,075!, 0,15! (ÖAB 9)	oral i. m., i. v. rect. Hautsalbe	0,025 0,05 0,05 2%	3× tägl. Abends bei Bedarf doppelte Dosis.	Rp
Propafenonhydro-chlorid	oral i. v.	0,15 0,5 mg/kg K.G.	3× tägl. Tagesdosis bei Bedarf bis 0,6. Nicht bei Herzmuskelschaden. Langsam injizieren unter EKG- und Blutdruck-kontrolle.	Rp

Arzneistoffe   Pro—Pro

Arzneistoff mit Höchstdosen	Applikationen	Einzeldosis (g) / Konz.	Dosierungshinweise / Bemerkungen	Aufbereitung / Verschreibungspflicht
Propallylonal 0,4!, 0,8! (DAB 7)	oral	0,12	$1/2$ Std. vor dem Schlafengehen.	Rp
Propanidid	i. v.	0,005/kg K.G.	Bis 0,01/kg K.G. s. c. Vorinjektion von Atropinsulfat 0,0005 (0,5 mg).	Rp
Propanthelinbromid	oral	0,015	Nicht mehr als 0,12 Tagesdosis.	A —, Rp
Propicillin	oral	1 Mega I.E. (= 0,7)	3× tägl. Kinder: 6—14 J.: 6—8× 10^5 I.E./Tag, 2—6 J.: 4× 10^5 I.E./Tag, 1—2 J.: 3× 10^5 I.E./Tag, unter 1 J.: 2× 10^5 I.E./Tag.	Rp
Propranolol oral 0,15!, 0,5! s. c., i. m., i. v. 0,005!, 0,025 (2. AB-DDR)	oral	0,04	Zu Beginn 2× tägl. Dann nach Bedarf erhöhen und individuell einstellen.	Rp
	oral	0,08	Bei Hypertonie: Zu Beginn 2× tägl. Dann erhöhen und individuell einstellen; maximal 0,48/Tag.	
	oral retard	0,16	1× morgens. Bei Hypertonie nach Bedarf doppelte Dosis (2× tägl. morgens u. abends).	
	i. v.	0,001	Langsam injizieren. Maximal 0,01. Nur unter Kontrolle des Kreislaufs in der Klinik.	
Propyliodon	Suspens. in Wasser	50 %	Zur Bronchographie 12—18 ml. Vorschrift beachten.	Rp
Propylium p-hydroxybenzoicum	s. p-Aminobenzoesäurepropylester			
Propylthiouracil 0,1!, 0,3 (DAB 8) 0,25!, 0,6! (P. I.)	oral	0,075	Initial 3× tägl., dann reduzieren auf Erhaltungsdosis (Richtdosis 0,05/Tag). Individuell einstellen.	Rp
Propyphenazon	oral rect.	0,3 0,3	3× tägl.	
Proquazon	oral rect.	0,3 0,3	2× tägl. zu oder nach der Mahlzeit. Kurzfristig Tagesdosis 1,2 möglich.	Rp

Arzneistoff mit Höchstdosen	Appli-kationen	Einzel-dosis (g)/ Konz.	Dosierungshinweise / Bemerkungen	Aufberei-tung /Ver-schreibungs-pflicht
Proscillaridin	oral oral	0,001 0,00025 (0,25 mg)	2× tägl. 2 Tage z. Sättigg. 2—4× tägl. zur Erhaltung. Individuell einstellen.	Rp
Protaminchlorid	i. v.	1 %	1 ml neutralisiert 1 000 I.E. Heparin. Nach Vorschrift dosieren.	
Protaminsulfat	wie Protaminchlorid			
Prothipendyl	oral oral s. c., i. v. rect.	0,02 0,04 0,04 0,04	Sedativbehandlung Zur Ruhigstellung. Bei Bedarf bis 0,2.	Rp
Protionamid	oral	0,25	Einschleichen bis 3—4× tägl. Zur Kombinationstherapie.	Rp
Protirelin	i. v.	0,0002 (0,2 mg)	Zur Diagnose. Vorgehen n. Vorschrift.	Rp
Protriptylin	oral oral	0,005 0,01	3—4× tägl. In leichten Fällen 3—4× tägl. In schweren Fällen (bis 0,12/Tag).	Rp
Proxibarbal	oral	0,2	3× tägl. Nach 1 Woche auf 3× 0,1 reduzieren.	Rp
Proxymetacain	Augen-tropfen	0,5 %	1—2 Tropfen ins Auge. Bei größeren Eingriffen 1 Tropfen alle 5—10 Min. Bis höchstens 7 Tropfen.	Rp, bei Anwen-dung am Auge
Proxyphyllin	oral oral retard i. m. i. v.	0,15 0,6 0,5 1,0	3—6× tägl. 3—4× tägl. Bis 3× tägl. Sehr langsam injizieren. Bis 4× tägl.	
Pulv. Ipecac. opiat. 1,5!, 5,0! (DAB 6)	oral	0,3		Rp
Pulv. Liquiritae comp.	oral	5,0		

Arzneistoff mit Höchstdosen	Appli- kationen	Einzel- dosis (g)/ Konz.	Dosierungshinweise/ Bemerkungen	Aufberei- tung/Ver- schreibungs- pflicht
Pulv. Magnesiae c. Rheo	oral	2,0	1× abends. Bei Bedarf einige Tage.	
Pulv. salicylic. c. Talco	Fußpuder	∅	Unverdünnt	
Pyoktanin coerul.	s. Methylrosaniliniumchlorid			
Pyrantel (Base)	oral (Kautabl.)	0,75 (0,01/kg K.G.)	1×	Rp
Pyrazinamid 1,0!, 3,0! (2. AB-DDR)	oral	0,03/kg K.G.	Maximal 3,0/Tag. Bis zu 0,035/kg K.G. u. Tag. 1× tägl. (morgens). Möglichst mit Isonicotin- säurehydrazid kombinieren. Nicht länger als 2 Monate.	Rp
Pyrazinobutazon	oral rect.	0,3 0,425	2× tägl. (morgens u. abends). Nach einer Woche reduzierbar auf 1× tägl. Wie Einnahme.	Rp
Pyridostigmin- bromid	oral s. c., i. m., i. v.	0,02 0,001	Anweisung beachten. Antidot: Atropinsulfat	Rp
Pyridoxin	s. Vitamin B$_6$			
β-Pyridylcarbinol	oral oral retard oral retard i. a., i. v. Infus	0,025 0,15 0,15 0,1	3—4× tägl. Nach d. Mahlzeiten. 2× tägl. bei Hyperlipidaemien. Langsam erhöhen bis 3× tägl. 0,3. 2× tägl. Bei Durchblutungsstörungen. 1× tägl. oder jeden 2. Tag. In 200 ml isoton. Kochsalzlösung. Langsam injizieren am liegen- den Patienten.	
Pyrimethamin	oral	0,025	Bei Toxoplasmose: 1× tägl. 3—6 Wochen lang. Malariaprophylaxe: Zu Beginn 2×, dann 1× wöchentlich.	Rp
Pyritinol	oral i. v. Infus	0,2 0,4	3× tägl. In 200—500 ml 5 % Glukoselösung.	

Arzneistoff mit Höchstdosen	Applikationen	Einzeldosis (g) / Konz.	Dosierungshinweise / Bemerkungen	Aufbereitung /Verschreibungspflicht
Pyrogallol	Hautsalbe	5 %	Vorsicht!	
Pyrvinium (Base)	oral	0,05/10 kg 1× K.G.		
Quecksilber-I-chlorid	oral Salbe	0,2 5 %	Vorsicht! Maximalkonzentration 10 % (2. AB-DDR)	Rp
Quecksilber-I-chlorid Durch Dampf zubereitetes	Augenpulver Wundpulver	⌀ 10 %	Unverdünnt	Rp
Quecksilber-II-chlorid 0,015!, 0,03! (P. I.)	oral i. m. Desinfektion	0,005 0,01 0,1 %	1 ml 1 % Lösg. Für unversehrte Haut. Maximalkonzentration 0,1 % (2. AB-DDR).	Rp
Quecksilber-II-cyanid 0,01!, 0,03! (DAB 6)	Salbe	1 %		Rp
Quecksilberimidosuccinat	i. m.	0,01	1 ml 1 % Lösung	Rp
Quecksilber-I-iodid	oral Salbe	0,005 1 %		Rp
Quecksilber-II-iodid	Salbe	1 %		Rp
Quecksilber-I-nitrat	oral	0,005		Rp
Quecksilber-II-oleat 25 %	Einreigb.	2,0	Zur Schmierkur.	Rp
Quecksilber-II-oleat 10 %	Salbe	⌀	Unverdünnt	Rp
Quecksilber-II-oxycyanid	oral i. m. Desinfektion	0,005 0,01 0,1 %	1 ml 1 % Lösg. Für unversehrte Haut. Maximalkonzentration 0,1 %! (2. AB-DDR)	Rp

Arzneistoff mit Höchstdosen	Applikationen	Einzeldosis (g)/ Konz.	Dosierungshinweise / Bemerkungen	Aufbereitung /Verschreibungspflicht
Quecksilber-II-oxid, Gelbes durch Dampf zubereitetes 0,02!, 0,06! (DAB 6)	Wund-, Augensalbe Hautsalbe	1 % 2 %	Maximalkonzentration 3 %! Maximalkonzentration 10 %! (2. AB-DDR)	Rp
Quecksilber-II-oxid, Rotes 0,02!, 0,06! (DAB 6)	oral Salbe	0,005 5 %	Maximal 10 %! (2. AB-DDR)	Rp
Quecksilberpräcipitat, Weißes	Augensalbe Hautsalbe	1 % 10 %	Maximalkonzentration 10 % (2. AB-DDR)	Rp
Quecksilbersalicylat 0,15! (DAB 6)	i. m.	0,05	1 ml 5 % in Öl	Rp
Quecksilber-II-sulfid Rotes und Schwarzes	Hautsalbe	10 %		Rp
Quecksilber-II-sulfat 0,02!, 0,06! (DAB 6)	oral	0,005		Rp
Quinestrol	oral	0,004	Zum Abstillen 6 Std. nach der Geburt.	A —, Rp
Quinisocain	Hautsalbe	0,5 %	Nicht öfter als 4× tägl. Bei Kindern nur auf kleine Flächen.	
Ramipril	oral	0,0025	Initial: 1× tägl., Erhaltungsdosis: 1—2× tägl., maximal 0,01/Tag	Rp
Ranitidin	oral i. v.	0,15 0,05	2× tägl., morgens u. vor dem Schlafengehen. Prophylaktisch 1× tägl. Langsam injizieren	Rp
Raubasin	oral i. v. i. v. Infus.	0,02 0,01 0,05	3× tägl. Innerhalb 2 Std. in 500 ml Infusionslösung.	A —, Rp
Raupin	oral	0,001		Rp

Arzneistoff mit Höchstdosen	Applikationen	Einzeldosis (g)/ Konz.	Dosierungshinweise/ Bemerkungen	Aufbereitung/Verschreibungspflicht
Reproterol	oral i. v. Dosieraerosol	0,01 0,09 mg (90 µg) 0,0005	3× tägl. Langsam injizieren. Frühestens nach 10 Min. wiederholbar. Wiederholung erst nach 3—6 Std.	Rp
Rescinnamin	oral	0,00025		Rp
Reserpin 0,003! (DAB 8) 0,001!, 0,003! i. m., i. v.: 0,003!, 0,003! (2. AB-DDR)	oral oral	0,00025 0,001 0,001	1× tägl. Bei Bedarf bis 0,001/Tag Bei schweren Erregungszuständen, Eklampsie	Rp
Resorcin	oral Schleimhautsp. Waschg. Hautsalbe	0,1 2 % 2 % 5 %	Auch für Haarboden.	
Retinol	s. Vitamin A			
Riboflavin	s. Vitamin B$_2$			
Rifamycin-Natrium	i. m. i. v. Infus.	0,25 1,0	2× tägl. Erhöhbar auf Tagesdosis 2,0. 2× tägl. in 250 ml 5 % Glukoselösg.	Rp
Rifampicin	oral	0,3	2× tägl. Die Tagesdosis soll nicht unter 0,45, nicht über 0,75 liegen. Kinder unter 12 J.: 0,01/kg K.G. u. Tag jedoch nicht mehr als 0,45/Tag.	Rp
Ritodrin	oral i. v.	(0,01) (0,01)	Individuell dosieren unter Kontrolle des Blutdrucks, der Pulsfrequenz sowie der fetalen Herzfrequenz	Rp
Rolitetracyclin	i. m., i. v.	0,275	1× tägl. In 10 ccm Aqua bidest. Langsam injizieren. Kinder 0,01/kg K.G. u. Tag	Rp
Rosoxazin	oral	0,3	1×. Nicht für Kinder und Jugendliche unter 18 Jahren, während Schwangerschaft und Stillzeit, bei Leber- und Nierenschaden.	Rp

Arzneistoff mit Höchstdosen	Applikationen	Einzeldosis (g)/ Konz.	Dosierungshinweise / Bemerkungen	Aufbereitung /Verschreibungspflicht
Roxatidin	oral	0,15	Morgens u. abends je 1×.	Rp
Ruscogenin	rect. Analsalbe	0,008 0,8 %	1. Tag bis 5× applizieren, dann 1—2× tägl.	
Rutosid (Rutin)	oral i. m., i. v.	0,1 0,1	3× tägl.	
Rutosid-Aescinat	oral	0,2	1× tägl. Nach dem Frühstück. Bei Bedarf abends zusätzlich 0,1.	
Saccharin	Süßstoff Desinfektionsmittel	5 %	0,03 = 1,0 Zucker Für Zahnpulver	
Saccharinnatrium	Süßstoff Corrigens Desinfektionsmittel	0,01 % 5 %	0,03 = 1,0 Zucker Für Zahnpulver	
Sacchar. Lactis	oral	20,0	Leichtes Laxans	
Salazosulfapyridin	oral rect.	1,0 0,5	Initial alle 4 Std. Dann erhöhen und nach einigen Tagen reduzieren auf 0,5 alle 4—6 Std. 2× tägl. (morgens u. abends)	Rp
Salbutamol	oral oral retard Inhalat. Dosieraerosol Inhalationspulver	0,0022 0,008 0,5 % 0,0001 (0,1 mg) 0,0004 (0,4 mg)	3—4× tägl. 2× tägl. (morgens u. abends). 5 Tropfen in 3 ml isoton. Kochsalzlösg. 3—4× tägl. 4stdl. maximal 8×/Tag 3—4× tägl.	Rp
Sal. Carol. factit.	oral	5,0	(6,0 auf 1 l Wasser entspricht etwa dem Karlsbader Wasser)	
Salicylamid	oral	1,0		A—
Salicylamid-o-Essigsäure	i. v. Hautsalbe	1,0 10 %	2—3× tägl.	

Sal—Sap Arzneistoffe 152

Arzneistoff mit Höchstdosen	Applikationen	Einzeldosis (g)/ Konz.	Dosierungshinweise / Bemerkungen	Aufbereitung /Verschreibungspflicht
Salicylsäure	Mundspülg. Pinselg. Salbe Puder Einreibg. Schälkollodium	0,3 % 1 % 1 % 2 % 5 % 10 %	Bei Hühneraugen	
Salicylsäuremonoglykolester	Hautsalbe	5 %		
Salol	oral Mundspülg. Puder	0,5 1 % 30 %	3× tägl.	
Salpetersäure (25 %)	Schleimhautspülung Ätzmittel	0,5 % ⌀	200fach verdünnt (= 0,125 % Salpetersäure). Unverdünnt	
Salpetersäure, Rauchende	Ätzmittel	⌀	Unverdünnt	
Salsalat	oral	1,5	Morgens u. abends je 1×.	
Salzsäure 25 %	oral Umschlag, Waschg.	0,5 1 %	10 Tropfen auf 1 Glas Wasser während den Mahlzeiten 100fach verdünnt (= 0,25 % Salzsäure).	
Salzsäure 10 % (verdünnt) 4,0!, 12,0! (P. I.)	oral	1,0	20 Tropfen auf 1 Glas Wasser während den Mahlzeiten	
Santonin 0,1! 0,3! (DAB 6) 0,1! 0,3! (P. I.)	oral	0,05	Später abführen!	Rp
Sapo kalinus	Einreibg.	⌀	Unverdünnt	

Arzneistoff mit Höchstdosen	Applikationen	Einzeldosis (g) / Konz.	Dosierungshinweise / Bemerkungen	Aufbereitung / Verschreibungspflicht
Sapo medicatus, Pulverisierter	rect. (als Supp.) rect. (als Klysma) Waschg. Zahnpulver, -paste	2,0 1 % 3 % 10 %	Als Abführmittel	
Schwefel, Gereinigter	oral Hautsalbe Pinselg.	1,0 10 % 10 %	1× abends. Als Laxans.	
Schwefel, Feinverteilter	oral Hautsalbe Pinselg.	0,5 10 % 10 %	1× abends. Als Laxans.	
Schwefel, Sublimierter	wie Gereinigter Schwefel			
Schwefelleber	s. Kaliumsulfid			
Schwefelsäure, Verdünnte (16 %)	oral Mundspülg.	0,5 2 %	10 Tropfen auf 1 Glas Wasser. Während den Mahlzeiten 50fach verdünnt (= 0,32 % Schwefelsäure)	
Scopolaminhydrobromid 0,001!, 0,003! (DAB 9) 0,001!, 0,003! — s. c. 0,0005!, 0,0001 (P. I.)	s. c. oral Augentropfen Augensalbe	0,00025 0,00025 0,1 % 0,25 %		Rp
Scopolaminhydrochlorid	wie Scopolaminhydrobromid			
Scopolaminhydroiodid	wie Scopolaminhydrobromid			
Scopolaminmethylnitrat	s. Hyosin-N-methylbromid			

Arzneistoff mit Höchstdosen	Applikationen	Einzeldosis (g) / Konz.	Dosierungshinweise / Bemerkungen	Aufbereitung / Verschreibungspflicht
Scopolaminsulfat	wie Scopolaminhydrobromid			
Scopolamin-N-butyl-, -N-methyl-,	s. Hyoscin-N-butyl-,-N-methyl-			
Sebum ovile	Einreibg.	∅	Unverdünnt, Gegen Wundlaufen.	
Sebum salicyl.	Einreibg.	∅	Unverdünnt	
Secobarbital-Natrium 0,5! (DAB 9)	oral	0,1	Vor dem Schlafengehen	Rp
Secretin	i. v.	1 E/kg K.G.	Langsame Injektion	Rp
Selegilin	oral	0,005	1—2× tägl. nach dem Essen.	Rp
Selendisulfid	Hautsuspension	2,5 %	10 ml pro Anwendung 2× wöchentlich. Nach 2—3wöchiger Anwendung nur noch alle 3 Wochen.	
Serpentin	oral	0,001		
Serum-Cholinesterase	i. v.	ca. 0,045	Langsam injizieren. 1× tägl. Bei Bedarf mehr.	Rp
Serumgonadotropin	i. m.	1 000 I.E.	2× wöchentl. 3 Wochen lang	Rp
Silberacetat	Augentropfen	1 %	1 Tropfen	
Silbercitrat	Urethralinjekt. Wundsalbe Wundpulver Styli	0,02 % 1 % ∅ 2 %	Unverdünnt	

Arzneistoffe Sil—Sil

Arzneistoff mit Höchstdosen	Applikationen	Einzeldosis (g) / Konz.	Dosierungshinweise / Bemerkungen	Aufbereitung / Verschreibungspflicht
Silbereiweiß-Acetyltannat	oral Augentropfen Blasenspülg. Vaginalspülg. Urethralinjekt. Wundsalbe Styli	0,25 5 % 0,2 % 5 % 1 % 5 % 10 %		Rp, oral
Silberlactat	wie Silbernitrat			
Silber, Kolloidales	i. v. Blasenspülg. Urethralinjekt. Augentropfen Wundsalbe	0,1 0,1 % 1 % 5 % 5 %	5 ml 2 %	
Silbermethenaminonitrat	Hautsalbe	2 %		
Silbernitrat 0,03!, 0,1! (2. AB-DDR)	oral Augentropfen Urethralinjekt. Blasenspülg. Wundsalbe Ätzstift	0,01 1 % 1 % 0,2 % 2 % ∅	Maximalkonzentration 2 % als Augentropfen (2. AB-DDR) In Substanz	Rp, ausgenommen Externa u. Augentropfen
Silberprotein	Urethralinjekt. Styli Augentropfen Wundsalbe Wundpuder	1 % 2 % 10 % 10 % 50 %		
Silymarin	oral	0,07	3× tägl. In schweren Fällen doppelte Dosis.	

Arzneistoff mit Höchstdosen	Applikationen	Einzeldosis (g) / Konz.	Dosierungshinweise / Bemerkungen	Aufbereitung/Verschreibungspflicht
Sisomicin	i. v.	0,001/kg K.G.	3× tägl. Bei Harnwegsinfektionen 2× tägl.	Rp
	i. v. Infus.	0,001/kg K.G.	2—3× tägl. Einzeldosis in 100 ml isotonischer Kochsalz- oder Glukoselösg. innerhalb 30—60 Min.	
Sitosterin	oral	1,8	Zur Lipidsenkung bis 30,0/Tag. Bei Prostata-Adenom bis 1,8/Tag.	
Sol. Lugol	s. Iod			
Somatotropin i. m. 10 I.E.! 10 I.E.! (2. AB-DDR)	i. m.	4 I.E.	2—3× pro Woche	Rp
Sorbitol	oral	∅	Süßungsmittel für Diabetiker	
	rectal	25	Als 30 %ige Lösung (Klysma).	
Sotalol	oral	0,08	2× tägl. (morgens u. abends). Langsam erhöhen bis optimale Wirkung.	Rp
	i. v.	0,02	Nach 30 Min. Wiederholung möglich. Gesamttagesdosis bis 0,0015/kg K.G. Antidote: Atropinsulfat u. β-Sympathicomimeticum.	
Sozoidolsäure	Wundpuder	10 %		
Spartein. sulfur.	oral	0,1	4—5× tägl. Initial doppelte Dosis.	Rp, interner Gebrauch
	i. m., i. v.	0,1		
Spectinomycin	i. m.	2,0	In hartnäckigen Fällen doppelte Dosis.	Rp
Spiramycin	oral	$1,5 \times 10^6$ I.E.	4× tägl. Nicht während Schwangerschaft. Kinder bis 6 Jahre: 40 000 I.E. (kg K.G. 2× tägl.)	Rp

Arzneistoff mit Höchstdosen	Applikationen	Einzeldosis (g) / Konz.	Dosierungshinweise / Bemerkungen	Aufbereitung /Verschreibungspflicht
Spiritus (etwa 90 %) (s. auch Ethanol)	Injekt.	2,0 %	Zur Verödung von Hämorrhoiden, bei Neuralgien.	
	Wundspülg.	30 %		
	Umschlag, Einreibg.	70 %		
	Händedesinfektion	70 %		
	Konservierung	10 %		
Spirit. etherus	s. c.	2,0		
	oral	0,5	30 Tropfen	
	Riechmittel	⌀	Unverdünnt	
Spirit. caeruleus	Umschlag, Einreibg.	⌀	Unverdünnt	
Spirit. coloniens.	Waschg.	⌀	Unverdünnt	
	Geruchscorrigens	10 %		
Spirit. dilut. (70 %)	s. Spiritus			
Spirit. e. Saccharo	wie Spirit. e Vino			
Spirit. e Vino	oral	10,0		
Spirit. formicarum	oral	0,5	25 Tropfen	
	Einreibg.	⌀	Unverdünnt	
	Badezusatz	150,0	Auf 1 Vollbad	
Spirit. russicus	Einreibg.	⌀	Unverdünnt	
Spirit. sapon.-camphorat.	Einreibg.	⌀	Unverdünnt	
Spirit. saponat.	Einreibg.	⌀	Unverdünnt	
	Waschg.	⌀	Unverdünnt	
Spirit. Saponis kalini	Einreibg.	⌀	Unverdünnt	

Spi—Str Arzneistoffe

Arzneistoff mit Höchstdosen	Applikationen	Einzeldosis (g)/ Konz.	Dosierungshinweise / Bemerkungen	Aufbereitung/Verschreibungspflicht
Spironolacton	oral	0,1	Zu Beginn 1—2× tägl. 3—6 Tage lang. Erhaltungsdosis 1× tägl. bis jeden 2. Tag. Kinder: 0,0015/kg u. Tag.	Rp
Stanazolol	oral i. m.	0,005 0,05	1× tägl. Kinder von 12—14 J.: 0,002 tägl. 1× Alle 2—3 Wochen	A —, Rp
Stibophen	i. m.	0,22 0,32	1. Injektion 9 weitere Injektionen 1× tägl.	Rp
Streptodornase	Wundspülg., Umschläge Instillat.	5000 I.E.		
Streptokinase	Wundspülg., Umschläge Instillat. i. v. Infus.	20000 I.E. 40000 I.E.	5fache Dosis während d. ersten $^1/_2$ Std. Anweisung beachten.	Rp, parenterale Anwendung
Streptomycinhydrochlorid	wie Streptomycinsulfat			
Streptomycinsulfat	i. m.	0,5	Nicht mehr als 1,0/Tag (bis höchstens 90 Tage). Kinder von 2½—15 Jahren 0,05/kg K.G. (Tagesdosis).	Rp
	i. v. Infus.	1,0	1× tägl. Zeitlich begrenzt. Tagesdosis 1,5—2,0 möglich.	
	i.pleural, i.peritoneal	0,25		
Strontiumbromid	oral	1,0		
Strontiumbromid, Getrocknetes	oral	0,6		
Strontiumchlorid	oral	1,0		
Strontiumlactat	oral	1,0		
Strontiumsulfid	Enthaarungsmittel	50 %		

Arzneistoff mit Höchstdosen	Applikationen	Einzeldosis (g)/ Konz.	Dosierungshinweise/ Bemerkungen	Aufbereitung/Verschreibungspflicht
g-Strophanthin (8 H$_2$O) i. v. 0,0005!, 0,001! (P. I.) i. v. 0,0005!, 0,001! (DAB 7)	perlingual i. v.	0,001 0,00025	3× tägl. Bis 0,008/Tag	Rp
k-Strophanthin	i. v.	0,00025		Rp
Strychninhydrochlorid	wie Strychninnitrat			
Strychninnitrat 0,005!, 0,01! (DAB 7)	s. c. oral	0,001 0,001		Rp
Strychninsulfat oral 0,006!, 0,018! s. c. 0,004!, 0,012! (P. I.)	oral s. c.	0,001 0,001		Rp
Strychnin-N-oxid-hydrochlorid	oral	0,1 mg/kg K.G.	Nicht bei gestörter Nierenfunktion.	Rp
Styrax depurat.	oral Salbe Einreibg.	0,5 30% 30%		
Succinylsulfathiazol	oral	0,25/kg K.G. 0,05/kg K.G.	1. Dosis. Dann 5× tägl. 7 Tage lang.	Rp
Sucralfat	oral	1,0	Bis 4× tägl. Vor den Mahlzeiten. Anwendung 4—12 Wochen lang.	
Sulbentin	Hautsalbe, -Gel Hauttinktur Nagellack	3% 3% 3%	2× tägl. Alle 1—2 Tage	
Sulfacarbamid	oral	1,0	3× tägl. Mindestens 10 Tage lang. Kinder $^1/_2$, Säuglinge $^1/_3$ der Erwachsenendosis. Bei Infektionen der Harnwege Langzeitanwendung möglich.	A —, Rp

Sul—Sul Arzneistoffe 160

Arzneistoff mit Höchstdosen	Applikationen	Einzeldosis (g)/ Konz.	Dosierungshinweise / Bemerkungen	Aufbereitung /Verschreibungspflicht
Sulfacetamid 5,0!, 15,0! (2. AB-DDR)	oral Augentropfen	2,0 1,0 10 %	1. Dosis. Dann 4—6stdl., nicht länger als 6 Tage. 1 Tropfen alle 2—6 Std.	Rp
Sulfadiazin	oral	2,0 1,0	1. Dosis. Dann 4—6stdl. Tagesdosis 6,0—12,0. Nicht länger als 5 Tage.	Rp
Sulfadicramid	Augensalbe	15 %	Mehrmals tägl.	A —, Rp
Sulfadimethoxin	oral	0,5	1. Tag 2×, folgende Tage 1×. Nicht länger als 5 Tage.	A—, Rp
Sulfadimidin	oral	2,0 1,0	1 Dosis. Dann 4—6stdl. (bis 10,0 pro die), nicht länger als 5 Tage.	A—, Rp
Sulfaethidol	oral	2,0 1,0	1. Dosis. Dann 4—6stdl. oder 2,0 12stdl. Nicht länger als 5 Tage. Kinder unter 6 Jahren 0,1/kg K.G. 1. Dosis, dann 0,05/kg K.G. 12 stdl.	Rp
Sulfaguanidin 4,0!, 10,0! (2. AB-DDR)	oral	2,0 1,0	1. Dosis. Dann 4—6stdl. (bis 10,0 pro Tag). Nicht länger als 5 Tage. Säuglinge $1/3$, Kinder $1/2$ der Erwachsenendosis.	A-, Rp
Sulfaguanol	oral	0,4	1. Tag: 3× 0,8, dann 2× 0,4 (morgens u. abends).	Rp
Sulfalen	oral	2,0	1× wöchentl.	Rp
Sulfaloxinatcalcium	oral	2,0 1,0	1. Dosis. Dann 3× tägl. 4—5 Tage lang.	Rp
Sulfamerazin	oral i. v. Hautsalbe	2,0 1,0 2,0 10 %	1. Dosis. Dann 4—6stdl. (bis 10,0/Tag). Nicht länger als 5 Tage. Kinder $1/2$, Säuglinge $1/3$ der Erwachsenendosis. 2× tägl.	Rp

Arzneistoff mit Höchstdosen	Applikationen	Einzeldosis (g) / Konz.	Dosierungshinweise / Bemerkungen	Aufbereitung / Verschreibungspflicht
Sulfamethizol	oral	1,0 0,2	1. Dosis. Dann alle 6 Stunden.	Rp
Sulfamethoxypyridazin	oral	0,5	Am 1. Tag 2×, an den weiteren Tagen je 1×, Gesamtdosis 6,0—7,0.	Rp
Sulfametoxydiazin	oral	0,5	Am 1. Tag 2×, folgender Tag 1× Kinder $1/2$, Säuglinge $1/4$ der Erwachsenendosis.	A—, Rp
Sulfamoxol	oral i. v.	0,5 2,0	1. Tag: 2× 1,0, dann 2× 0,5 (morgens u. abends). Kinder: 6—14 J.: 1. Tag 2× 0,75, dann 2× 0,5; 1—6 J.: 1. Tag 2× 0,5, dann 2× 0,25 s. Anweisung	Rp
Sulfanilamid	Wundpulver Wundsalbe	20 % 20 %		A—, Rp
Sulfaperin	oral Hautgel	0,5 5 %	2× tägl. (morgens u. abends). Kleinkinder: 2× 0,25. Nicht an Neugeborene u. Säuglinge im 1. Trimenon 2× tägl. auftragen	Rp
Sulfathiazol oral 4,0!, 10,0! (2. AB-DDR)	oral Augensalbe Hautsalbe Hautpuder	2,0 1,0 5 % 20 % 20 %	1. Dosis. Dann 4—6stdl. (bis 10,0/Tag). Nicht länger als 5 Tage. Kinder $1/2$, Säuglinge $1/3$ der Erwachsenendosis.	Rp
Sulfathiocarbamid	oral Hautumschlag Hautpuder	2,0 1,0 20 % 30 %	1. Dosis. Dann 4—6stdl. (bis 10,0/Tag). Nicht länger als 5 Tage.	Rp
Sulfatolamid	Wundpreßling	0,02	1—2 Stck. je nach Wundgröße.	Rp
Sulfinpyrazon	oral oral	0,1 0,2	3—4× tägl. Bei Gicht 4× tägl. Beginn 4 Wochen nach Herzinfarkt oder akuten Thrombosen.	Rp

Sul—Sur Arzneistoffe 162

Arzneistoff mit Höchstdosen	Applikationen	Einzeldosis (g) / Konz.	Dosierungshinweise / Bemerkungen	Aufbereitung / Verschreibungspflicht
Sulfiram	Hautemulsion	25 %		Rp
	Hautseife	5 %		
Sulfisomidin oral 4,0!, 10,0! (2. AB-DDR)	oral	2,0 1,5	1. Dosis. Dann alle 8 Std. (bis 10,0/Tag. Nicht länger als 5 Tage. Kinder $^1/_2$, Säuglinge $^1/_3$ der Erwachsenendosis.	A —, Rp
	i. v.	1,0		
	Augensalbe	10 %	mehrmals tägl.	
	Augentropfen	10 %		
	Hautgel	5 %		
Sulfisoxazol	oral	1,0 0,5	1. Dosis. Dann 4—6stdl. (bis 10,0/Tag). Nicht länger als 5 Tage. Kinder $^1/_2$, Säuglinge $^1/_3$ der Erwachsenendosis 2—3× tägl.	Rp
	i. v.	2,0		
	Augentropfen	4 %		
Sulforidazin	oral	0,05	Zu Beginn 4—6× tägl. Dann zurückgehen auf 3× tägl.	Rp
Sulindac	oral	0,2	2× tägl. während der Mahlzeit. Höchstens 0,6/Tag	Rp
Suloctidil	oral	0,1	3× tägl. Nicht bei akuten Blutungen, frischem Herzinfarkt, vor Operationen.	Rp
Sulpirid	oral	0,05	Ambulant: 3× tägl. Kinder 0,005/kg K.G. u. Tag auf mehrere Einzeldosen verteilt.	Rp
	oral	0,2	Stationär: 3—4× tägl.	
	i. m.	0,1	3(—8)× tägl. zu Beginn und als Stoßtherapie, dann Einnahme	
Sultamicillin	oral	0,375	2× tägl.	Rp
Sultiam	oral	0,1	Initial 3× 0,05. Dann 2× tägl. Erhöhbar auf 3× 0,2.	Rp
Suramin	i. v.	0,5	1× am Tag. Wöchentlich 1—3 Injektionen	Rp

Arzneistoffe Sux—Ten

Arzneistoff mit Höchstdosen	Applikationen	Einzeldosis (g)/ Konz.	Dosierungshinweise / Bemerkungen	Aufbereitung /Verschreibungspflicht
Suxamethoniumchlorid	i. v.	0,05—0,1	Zur kompletten Lähmung. Nach Wirkung dosieren.	Rp
	i. v.	0,015—0,045	Zu inkompletten Lähmung. Individuell dosieren.	
	i. v. Infus.	0,1 %	Nach Wirkung dosieren. In jedem Fall Probedosis von 0,005 vorausgeben.	
Suxibuzon	oral	0,25	2—3× tägl.	Rp
Synephrin	s. Oxedrin			
Talcum	Puder	⌀	Unverdünnt	
Tamoxifen	oral	0,01	2× tägl.	Rp
Tannin	oral	0,2		
	Schleimhautspülg.	1 %		
	Wundsalbe	5 %		
	rect.	10 %		
	Puder, Pinselg.	20 %		
Tannineiweiß (Tannalbin)	oral	1,0	2stdl.	
Tartarus depuratus	s. Kaliumhydrogentartrat			
Tartarus natronatus (Kaliumnitrattartrat)	oral	5,0	Als Laxans.	
Tartarus stibiatus (Brechweinstein) 0,1!, 0,3! (DAB 6)	oral	0,003	Als Expectorans.	
	oral	0,03	Als Brechmittel.	
	Reizsalbe	5 %		
Temazepam	oral	0,02	1× vor dem Schlafengehen. Bei Bedarf bis 0,06.	Rp
Teniposid	i. v.	(0,15)	Initialer Stoß: $0,1/m^2$ Körperoberfläche. Erhaltungsdosis: 0,15 jede 2. Woche	Rp

Teil A

Arzneistoffe

Arzneistoff mit Höchstdosen	Applikationen	Einzeldosis (g) / Konz.	Dosierungshinweise / Bemerkungen	Aufbereitung /Verschreibungspflicht
Tenoxicam	oral rectal	0,02 0,02	1× tägl.	Rp
Terbutalin oral 0,0075!, 0,0215! Spray 0,001!, 0,005! = 4 Stöße, = 20 Stöße (2. AB-DDR)	oral oral retard s. c. Dosieraerosol Inhalationslösg.	0,0025 0,0075 0,00025 (0,25 mg) 0,00025 (0,25 mg) 1 %	2—3× tägl. Kinder: 7—14 J.: 0,0015; 3—6 J.: 0,001 2× tägl. (morgens u. abends) Bis 4× tägl. = 1 Stoß. Bis 6× tägl. 5 Tropfen (0,0025) auf 5 ml Wasser mit Inhaliergerät innerhalb 10—15 Min.	Rp
Terfenadin	oral	0,06	2× tägl. (morgens u. abends).	
Terizidon	oral	0,25	Alle 6 oder 8 Stunden	Rp
Terodilin	oral	0,0125	2× tägl.	Rp
Terra silicea purificata (Kieselerde, Gereinigte)	oral	30,0		
Tertatolol	oral	0,005	1× morgens	Rp
Testolacton	oral i. m.	0,05 0,1	3—4× tägl. 3—5× wöchentl.	Rp
Testosteron	oral rect.	0,04 0,04	1× abends, 3× in der Woche. 1× abends, 3× in der Woche.	A—, Rp
Testosteron (als -undecanoat)	oral	0,04	3× tägl. 2—3 Wochen lang. Dann Dosis reduzieren	A—, Rp
Testosteron (als -propionat) i. m. 0,025!, 0,025! i. m. Depot 0,05!, 0,05! (2. AB-DDR)	i. m.	0,025	2× in der Woche. Zur Substitution individuell einstellen. Bei Mammacarcinom bis 0,05 tägl.	Rp, A—
Testosteron (als -hexahydrobenzoat)	i. m.	0,1	1× alle 3 Wochen	A—, Rp

Arzneistoff mit Höchstdosen	Applikationen	Einzeldosis (g) / Konz.	Dosierungshinweise / Bemerkungen	Aufbereitung /Verschreibungspflicht
Testosteron (als propionat + -enantat)	i. m. Depot	0,05 0,25	1× in der Woche zur Substitution 1× alle 2 Wochen bei Mammacarcinom	A—, Rp
Tetracain s. c., i. m. 0,02!, 0,02! (2. AB-DDR)	Injekt. Injekt. Urethralinjekt. Augentropfen Schleimhautpinslg.	0,1 % 0,2 % 0,1 % 0,5 % 0,5 %	Zur Infiltrationsanaesthesie. Höchstens 0,1 %! (G/V) (DAB 9) Zur Leitungsanaesthesie Höchstens 0,5 %! (G/V) (DAB 9)	Rp
Tetrachlorkohlenstoff	s. Carboneum tetrachloratum			
Tetracosactid	i. v. Infus i. m. Depot	0,00025 (0,25 mg) 0,001	Innerhalb 4—8 Std. Initial alle 12 Std. Dann alle 2—3 Tage 0,0005—0,001.	
Tetracyclin	oral i. v. i. m. i. spinal Augensalbe Hautsalbe	0,25 0,25 0,25 0,002 1 % 3 %	4× tägl. (Tagesdosis von 2,0 möglich). Kinder zwischen 2½ und 15 Jahren 0,003/kg K.G. 4× am Tag. Kleinkinder bis 2½ Jahre 0,003/kg K.G. 4× am Tag. 2× tägl. Oder in Dauertropfinfusion. Kinder 0,002/kg K.G. 2—4× am Tag. 2—4× tägl. Kinder 0,002/kg K.G. 2—4× am Tag.	Rp
Tetrahydro-oxazinsalicylat	oral	1,5	3× tägl. nach d. Essen	
Tetrazepam	oral oral	0,025 0,05	Ambulant: 1× abends. Bei Bedarf erhöhbar. Klinisch: 1× abends. Langsam erhöhen um 1 Einzeldosis. Tagesdosis von 0,4 möglich, dann über den Tag verteilt.	Rp

Arzneistoff mit Höchstdosen	Applikationen	Einzeldosis (g) / Konz.	Dosierungshinweise / Bemerkungen	Aufbereitung /Verschreibungspflicht
Tetryzolin	Nasentropfen	0,1 %	Kinder über 6 Jahre 0,05 %, cave bei Säuglingen und Kleinkindern!	
	Augentropfen	0,05 %	Mehrmals täglich	
Thebacon 0,0025!, 0,01! (DAB 6)	oral	0,0025	2× tägl. Bei Bedarf abends doppelte Dosis.	Rp
Theobromin 1,0!, 3,0! (P. I.)	oral	0,25		
Theobromin-Natriumacetat 1,0!, 3,0! (P. I.)	oral	0,4		
Theobromin-Natriumbenzoat	oral	0,5		
Theobromin-Natriumsalicylat 1,5!, 3,0! (P. I.)	oral	0,5		
Theophyllin 0,5!, 1,5! (DAB 7) 0,5!, 1,0! (P. I.)	oral	0,15		Rp
	rect.	0,2		
	oral retard	0,2	2× tägl. (alle 12 Std.). Erhöhbar alle 3 Tage. Ab 0,015/kg K.G. u. Tag. Wirkstoffblutspiegel kontrollieren.	
	i. m., i. v.	0,2	i. v.: Langsam injizieren.	
	i. v. Infus.	0,625	In 250—500 ml isotonischer Kochsalz- oder Glukoselösg. Höchstdosis 1,25/Tag.	
Theophyllin-Ethylendiamin 0,5! 1,5! i. m., i. v. 0,25!, 0,75! (2. AB-DDR)	oral	0,2		Rp
	oral retard	0,35	2× tägl. (alle 12 Std.)	
	i. v.	0,24	1× tägl.	
	i. m.	0,4	1× tägl.	
	rect.	0,3	1—2× tägl.	
	i. v. Infus.	0,48	In 50 ml Infusionslösg. innerhalb 15—20 Min.	
Theophyllin-Natrium	oral	0,15		Rp

Arzneistoff mit Höchstdosen	Appli-kationen	Einzel-dosis (g) / Konz.	Dosierungshinweise / Bemerkungen	Aufberei-tung / Ver-schreibungs-pflicht
Theophyllin-Natrium-acetat i. m.: 0,5!, 1,5! (P. I.)	oral	0,2	3× tägl.	Rp
Theophyll.-Natr. salicylat	oral	0,2		Rp
Thiamazol oral: 0,03!, 0,1! (2. AB-DDR)	oral i. m., i. v.	0,02 0,04	Tagesdosis für kurze Zeit 0,1. Erhaltungsdosis: 0,01 pro Tag 3—4× tägl.	Rp
Thiaminhydrochlorid	s. Vitamin B$_1$			
Thiamphenicol	oral i. v., i. m.	0,5 0,5	Für alle Applikationsarten: 3× tägl. Bei Typhus adomin. u. in schweren Fällen 1. Woche doppelte Dosis. Kinder: 0,025/kg K.G. u. Tag	Rp
Thiethylperazin	oral s. c., i. m., i. v. rect.	0,0065 0,0065 0,0065	1—3× tägl. Subst. nicht geeignet für Jugendl. unter 15 Jahren	Rp
Thiobutabarbital-Natrium	i. v.	0,5	Cave intraarterielle Injektion	Rp
Thioctsäure	s. δ-Liponsäure			
Thionin	i. m., i. v.	0,01	Bis zu 6 Injekt. innerhalb 24 Std.	
Thiopental-Natrium 1,0! (DAB 7)	i. v.	0,5	2,5 %ig zur Kurznarkose. 1,0 nicht über-schreiten. Langsam injizieren.	Rp
Thioridazin	oral oder: oral retard oral oder: oral retard oral	0,1 0,1 0,025 0,015 0,01	Klinisch: 1—6× tägl. Bis höchstens 0,6/Tag. Ambulant: 3× (—8×) tägl. 2× tägl. (morgens u. abends). 1—6× tägl. Als Ataracticum.	Rp

Thi—Tia Arzneistoffe 168

Arzneistoff mit Höchstdosen	Applikationen	Einzeldosis (g)/ Konz.	Dosierungshinweise / Bemerkungen	Aufbereitung /Verschreibungspflicht
Thiotepa	i. m., i. v. oder	0,005—0,1 0,02—0,03	1× tägl. 2—3× wöchentl. Gesamtdosis: 0,3—0,4. Anweisung beachten.	Rp
Thiram	Haut- und Wundspray	0,05 %	Dünn auftragen	
Thrombin	oral Wundlösg.	1 600 N.I.H.—E 100 N.I.H-EW	1 bis mehrmals am Tag In 3—5 ml Aqu. dest.	Nur anhand d. Information. Nicht parenteral anwenden
Thromboplastin, partielles	oral i. v. s. c. Pulver	0,1 0,01 0,0025 ⌀	3—4× tägl. In Zahlheilkunde Unverdünnt	
Thymol	oral oral Mundspülg. Hautsalbe	0,1 2,0 0,005 % 2 %	Als Wurmmittel, Abführen!	
Thymolbiiodid	Wundsalbe Wundpulver	10 % 50 %		
Thyreoidea	s. Glandulae Thyreoideae sicc.			
Thyrotrophin	s. c., i. m.	2,5 I.E.	1× tägl. 2—3 Tage, dann Test.	Rp
Thyroxin	s. Dextro- bzw. Levothyroxin			Rp
Tiabendazol	oral	0,02/kg K.G.	2× tägl. 14 Tage lang. Tageshöchstdosis: 3,0.	Rp
Tiaprid	oral	0,025	1—2× tägl. einschleichend, je nach Verlauf bis 0,6/Tag.	Rp
Tiaprofensäure	oral rect.	0,2 0,3	3× tägl. 2× tägl.	Rp

Arzneistoffe Tic—Tiz

Arzneistoff mit Höchstdosen	Applikationen	Einzeldosis (g)/ Konz.	Dosierungshinweise/ Bemerkungen	Aufbereitung/Verschreibungspflicht
Ticarcillin	i. v., i. v. Infus. Tagesdosis	15	Auf 3—6 Einzeldosen verteilen. Bei Bedarf bis 4 Tagesdosen. Kinder und Säuglinge 0,3—0,5/kg K.G. u. Tag.	Rp
Ticlopidinhydrochlorid	oral	0,25	1—3× tägl. Bis 3× tägl. möglich. Anwendung für die Dauer einer Hämodialyse. Nicht während der Schwangerschaft u. Stillzeit, bei Unverträglichkeit gegen Acetylsalicylsäure.	Rp
Tilidin	oral	0,05	Bis 4× tägl. Nur kombiniert mit einem Opioid-Antagonisten.	Rp
Timolol	oral	0,005	Initial 3× tägl. Langsam erhöhen bis optimale Wirk. Höchstens bis 0,06/Tag	Rp
Tinidazol	oral oral i. v. Infus.	0,15 2,0 0,8	2× tägl. (morgens u. abends). 7 Tage lang. 1× (Stoßtherapie). In 400 ml Infusionslösg. innerhalb 40 Min. 1× tägl. Prophylaktisch: Doppelte Dosis innerhalb 80 Min.	Rp
Tioconazol	Creme, Lotio Puder Vaginaltabletten -salbe, -creme	1 % 0,1 2 %	1—2× tägl. auftragen 1× tägl. 1× tägl.	Rp, außer zum äußeren Gebrauch
Tioguanin	oral	0,00125/ kg K.G.	2× tägl. 5 Tage lang. Dann alle 4 Wochen 1× tägl. 3 Tage lang.	Rp
Tiotixen	oral	0,01	Zu Beginn 1× tägl. Dann n. Bedarf steigern auf 2—3× tägl. Individuell einstellen. Blutbild kontrollieren.	Rp
Tioxolon	Lotio Hautpuder	0,2 % 0,1 %	1× abends mehrmals täglich	
Tizanidin	oral	0,002	3× tägl., ggf. Steigerung bis 0,036/Tag erforderlich.	Rp

Arzneistoff mit Höchstdosen	Applikationen	Einzeldosis (g)/ Konz.	Dosierungshinweise / Bemerkungen	Aufbereitung/Verschreibungspflicht
Tobramycin	i. m., i. v.	0,001/kg K.G.	Alle 8 Std. Bei schweren Infektionen: bis 0,0012/kg K.G. Kinder u. Säuglinge: 0,003—0,005/kg K.G. u. Tag auf drei gleiche Einzeldosen verteilt.	Rp
Tocainidhydrochlorid	oral	0,4	3× tägl. Vorsicht bei nicht kompensierter Herzinsuffizienz und bei Epilepsie.	Rp
Tocopherol	s. Vitamin E			
d-Tocopherolacetat	s. Vitamin E			
Tocopherolnicotinat	oral	0,15	Zu Beginn doppelte Dosis.	
Tolazamid	oral	0,25	Initial 1× morgens. Dann individuell einstellen.	Rp
Tolazolin oral 0,05!, 0,25! s. c., i. m. 0,03!, 0,15! i. v. 0,02!, 0,1! (2. AB-DDR)	s. c., i. m., i. v. i. a. Augensalbe, -Tropfen	0,03 0,01 10 %	In schweren Fällen 3—4stdl. 2—4× wöchentl. 3× tägl.	Rp
Tolbutamid oral 2,0!, 4,0! (2. AB-DDR)	oral i. v.	1,0 1,0	Bei Bedarf initial 2× 1,0. Im übrigen individuell einstellen auf 0,5—1,0 pro Tag. Nur diagnostisch nach Anweisung.	Rp
Tolciclat	Hautcreme Hautlösg. Hautpuder	1,0 % 0,5 %	1—3× tägl.	
Toliprolol	oral	0,025	3× tägl. Bei Angina pectoris	Rp
Tolmetin	oral	0,4	3× tägl. Bei Bedarf bis 1,8,	Rp
Tolnaftat	Hautsalbe, Creme Hautpuder	1 % 0,5 %	2× tägl.	
Toloniumchlorid	i. v.	0,003/kg K.G.	Wiederholbar nach 30 Minuten. Streng intravenös!	

Arzneistoffe — Tol—Tra

Arzneistoff mit Höchstdosen	Applikationen	Einzeldosis (g)/ Konz.	Dosierungshinweise / Bemerkungen	Aufbereitung/Verschreibungspflicht
Tolperisonhydrochlorid	oral	0,1	3× tägl. nach den Mahlzeiten mit reichlich Flüssigkeit. Bei Bedarf doppelte Tagesdosis möglich. Kinder über 6 Jahre 2× tägl.	
Tolpropamin	oral Hautgelee	0,2 1 %		
Tolycain	Injekt.	3 %	Zur Infiltrations- und Leitungsanaesthesie in der Zahnheilkunde.	
Tosylchloramidnatrium	Blasenspülung Wundspülung Gurgelwasser Waschwasser Wundsalbe, -pulver Desinfektionsmittel	0,1 % 0,25 % 0,5 % 0,5 % 10 % 5 %	Händedesinfekt. Für Sputum, Stuhl.	
Tramadol	s. c., i. m., i. v. rect.	0,05 0,1	i. v.: Langsam injizieren, Tageshöchstdosis 0,4	Rp
Tramazolin	Augentropfen Nasentropfen	0,05 % 0,12 %	3—5× tägl. 2—3× tägl. Für Kleinkinder halbe Konzentration.	Rp
Tranexamsäure	oral i. m. i. v. i. v.	1,0 0,25 0,01/kg K.G. 0,5	3—4× tägl. 1—3× tägl. 2—4× tägl. Langsam injizieren. Bei Blutungen 1×, dann n. Bedarf 0,25 in 1 Std. als i. v. Infus.	Rp
Tranylcypromin	oral	0,01	2× tägl. (morgens u. abends).	Rp
Traumaticin	Hautfirnis	∅	Unverdünnt	

Tra—Tri   Arzneistoffe   172

Arzneistoff mit Höchstdosen	Applikationen	Einzeldosis (g)/ Konz.	Dosierungshinweise/ Bemerkungen	Aufbereitung/Verschreibungspflicht
Trazodon	oral	0,05	Ambulant: 1—3× tägl.	Rp
	oral	0,1	Stationär: 3× tägl. in der 1. Woche. Dann individuell einstellen.	
	i. v.	0,05	Langsam injizieren.	
	i. v. Infus.	0,1	In 250 ml isotonischer NaCl-Lösung 40 Tropfen/min.	
Treosulfan	oral	0,25	3—4× tägl. entsprechend 0,4—0,6/m² Körperoberfläche, Therapiedauer: 28 Tage.	Rp
Tretinoin	Hautsalbe, -Gelee	0,05 %	2× tägl.	Rp
	Tupfer	0,8 mg		
TRH (Thyreotropin Releasing Factor)	i. v.	0,0002 (0,2 mg)	1× (zu diagnostischen Zwecken)	Rp
Triacetyldiphenolisatin	oral	0,01	1× (abends)	Rp
Triamcinolon	oral	0,004	Als Erhaltungsdosis (möglichst morgens). Initial je nach Indikation 0,016—0,032; dann langsam reduzieren.	
	i. m. Depot	0,04	Alle 1—4 Wochen.	
	oder	0,08	Alle 3—8 Wochen.	
	intra- u. periartikulär	0,005—0,04	Je nach Größe des Gelenkes.	
	i. v.	0,08	Bei Schock: 1. Dosis 0,2	
	lokale Inj.	0,003—0,01/m² Haut		
	Hautsalbe, -creme	0,1 %	Mehrmals tägl. auftragen	
Triamcinolonhexacetonid	i. artikulär	0,002—0,02	Je nach Größe d. Gelenkes bzw. d. Laesion.	Rp
Tri-β-amino-β-hydroxy-propan-α,β,γ-tricarbonsäure-ethylester	i. m.	0,75	1× tägl.	
Triamteren 0,1!, 0,25! (2. AB-DDR)	oral	0,05	Initial 2× tägl., 1× tägl. zur Erhaltung	Rp

Arzneistoffe

Arzneistoff mit Höchstdosen	Appli-kationen	Einzel-dosis (g)/Konz.	Dosierungshinweise/Bemerkungen	Aufberei-tung/Ver-schreibungs-pflicht
Triazolam	oral	0,25 mg	1× abends unmittelbar vor dem Schlafengehen. Klinisch: bis 0,001	Rp
Tribenosid	oral	0,4	2× tägl. nach d. Mahlzeit. Mehrere Wochen lang.	Rp
Tribromphenolwismut	s. Wismuttribromphenylat			
Trichlorethylen	Inhalat.	⌀	Unverdünnt. Zur Linderung des Geburts-schmerzes.	Rp, inter-ner Ge-brauch
Trichloressigsäure	Pinselg. Ätzmittel	1 % 50 %		
Trichlormethiazid	oral oral	0,004 0,02	Bei Ödemen 1× tägl. (morgens). Bei Daueranwendung: 1× jeden 2.—3. Tag. Auf Hypokaliaemie achten.	Rp
Trichlorphenol	Desinfektion Pinselung Wundstreu-pulver	2 % 5 % ⌀	in Glycerin Unverdünnt	
Tricresol	Desinfektion	1 % 2 %	Für Haut. Für Exkremente, Materialien.	
Trifluoperazin	oral oral retard	0,002 0,002	2× tägl. Stationär: bis 0,015/Tag. 1× tägl.	Rp
Trifluperidol	oral i. m., i. v.	0,0005 (0,5 mg) 0,0025	3× tägl. Zu Beginn 1—3× tägl., dann Übergang zu oral.	Rp
Triflupromazin	oral oral rect. i. v. i. m.	0,01 0,05 0,07 0,01 0,02	Als Tranquillans. 1—4× tägl. als Neurolepticum. Auch als Antiemeticum. Zur Narkosevorbereitung und als Antiemeticum.	Rp

Arzneistoff mit Höchstdosen	Appli-kationen	Einzel-dosis (g) / Konz.	Dosierungshinweise / Bemerkungen	Aufberei-tung /Ver-schreibungs-pflicht
Trifluridin	Augen-tropfen	1 %	2—3 Tropfen 2—3stdl.	Rp
	Augensalbe	2 %	Tagsüber 4stdl. Für die Nacht dick auftragen. Nicht in der Schwangerschaft	
Trihexyphenidyl oral: 0,005!, 0,02 (2. AB-DDR)	oral	0,001	Beginn mit 1× tägl. Dann langsam erhöhen um 0,001/Tag. Höchste Tagesdosis 0,002 auf 3—4 Einzeldosen verteilt. Individuell einstellen 1× tägl. (morgens); u. U. 2× tägl. (morgens u. abends). Erst nach Einstellung mit Tabl. zu 0,001.	Rp
	oral retard	0,005		
Trimethadion	oral	0,3	3× tägl. Nach einigen Tagen je nach Anspre-chen der Therapie Dosis herabsetzen.	Rp
Trimethoprim	oral	0,15	2× tägl.	Rp
Trimipramin oral: 0,15!, 0,5! (2. AB-DDR)	oral oral	0,01 0,025	Bei leichten Störungen (ambulant) Zu Beginn 1× tägl. Nach Bedarf steigern bis 0,15/Tag und mehr. Vorsicht bei alten und ge-brechlichen Kranken und bei Arteriosklerose. Keine Injektionen!	Rp
	i. m., i. v.	0,025	Wie oral.	
Triprolidin	oral	0,01	1× tägl., 5 Std. vor dem Schlafengehen.	
Tritoqualin	oral	0,1	3× tägl. Zur Daueranwendg. oder Prophylaxe. In akuten Fällen doppelte Dosis.	
Trofosfamid	oral	0,05	Erhaltungstherapie 1× 0,05. Zu Beginn 3× 0,1	Rp
Trolnitrat	oral retard	0,01	2× tägl. in 12std. Abstand.	Rp
Tromantadin	Augen-, Hautsalbe	1 %	Mehrmals tägl. auftragen.	Rp
Trometamol Maximalkonzentration als Dauerinfusion 5 %! (2. AB-DDR)	i. v. Infus.	36 %	Nur als Zusatz zu Infusionslösungen individuell nach Laborbefund.	

Arzneistoffe Tro—Tyr

Arzneistoff mit Höchstdosen	Applikationen	Einzeldosis (g) / Konz.	Dosierungshinweise / Bemerkungen	Aufbereitung / Verschreibungspflicht
Tropalpin	oral	0,0005 (0,5 mg)	Alle 3—4 Std. Initial doppelte Dosis.	Rp
Tropicamid Am Auge maximal 1 % (2. AB-DDR)	Augentropfen	0,5 %	Z. Pupillenerweiterung. 1 Tropfen. Z. Accomodationslähmg. 6 Tropfen in Abständen von ca. 6 Minuten.	Rp
Tropinbenzilathydrochlorid	oral	0,01 mg	Bis 3× tägl. (10 Tropfen 0,025 %) Lösg.) Säuglinge lingual 1 Tropfen 1× tägl.	Rp
Trospiumchlorid	oral rect. i. m., i. v.	0,002 0,01 0,0002 (0,2 mg)	Bis 3× tägl. Bis 5× tägl. Wiederholbar. Langsam injizieren. Kinder: rect. 0,00075 (0,75 mg), Säuglinge: rect. 0,0004 (0,4 mg) bis 3× tägl.	Rp
Troxerutin	oral oral retard i. m., i. v. Hautgel Augentropfen	0,1 0,3 0,5 2 % 5 %	Dauertherapie 3× tägl. Zu Beginn 3× 0,3. 1—2× tägl. 1× tägl. oder jeden 2 Tag. i. v.: Langsam injizieren	
Trypsin	Instillat. Inhalat. Wundpuder, -spray	0,05 0,01 1 %	In 0,3 %iger Lösg. Mit Zerstäuberlsg. 6fach verdünnen. — Jeweils entspr. 0,05 Trypsin pro 200 cm² Wundfläche.	
L-Tryptophan	oral	0,5	3× tägl. Bei Schlafstörungen 1× abends ½ Stunde vor dem Schlafengehen.	
Tubocurarinchlorid	i. v.	0,00015/kg K.G. (0,15 mg)	Dosis nach dem Allgemeinzustand des Pat. und nach der Indikation variieren. Vollwirkdosis 0,0005/kg.	Rp
Tyloxapol	Inhalat als Kurzzeitspray	0,1 %		
Tyramin	Augentropfen	2,5 %		

Arzneistoff mit Höchstdosen	Appli- kationen	Einzel- dosis (g) / Konz.	Dosierungshinweise / Bemerkungen	Aufberei- tung / Ver- schreibungs- pflicht
Tyrothricin	buccal Inhalat. Augensalbe Wundpulver Wundsalbe	0,001 0,025 % 0,025 % 0,1 % 0,1 %	Lutschtabletten	
Undecylensäure	Hautsalbe Hautpuder Hautpinselg. Hautseife	1 % 1 % 2 % 1 %		
Urapidil	oral retard i. v., i. v. Infus.	0,03 (0,025)	1× tägl. Erhöhbar auf 2—3× tägl. Dosieren nach Blutdruckverhalten. Vorsicht in Frühschwangerschaft.	Rp
Urea pura	oral Salbe	2,0 10 %	10,0 Lösung 20 %	
Urokinase	i. v. Infus. u. lokal		Dosierung nach Anweisg.	Rp
Ursodesoxycholsäure	oral	0,01/kg K.G. u. Tag	$^1/_3$ Tagesdosis morgens, $^2/_3$ Tagesdosis abends. Frauen: Nicht bei Schwangerschaft, sonst nur unter Schutz von Antikonzipienten.	Rp
Usninsäure	Hautsalbe Hautpuder	0,2 % 0,2 %		
Valproinsäure (Natriumsalz)	oral	0,3	4× tägl. Kinder: 3—10 J.: 2—3× tägl. Säuglinge: 4× 0,1.	Rp
Vancomycinhydro- chlorid	i. v.	0,5 (0,15)	Alle 6 Stunden (oder 1,0 alle 12 Stunden). Oral nur bei Staphylococcenenteritis. Nicht i. m.	Rp
Vanillin	oral Corrigens	0,05 0,01 %		
Vasopressin	s. c., i. m. intranasal i. v. Infus. lokale Inj.	10 I.E. 10 I.E. 20 I.E. 10 I.E.	3—4× tägl. In 100 ml 5 % Glukoselösg. langsam innerhalb 10—20 Min. bei Osesophagusvarizenblutung. Bei gynäkologischen Operationen.	Rp

Arzneistoff mit Höchstdosen	Applikationen	Einzeldosis (g) / Konz.	Dosierungshinweise / Bemerkungen	Aufbereitung / Verschreibungspflicht
Vasopressintannat	i. m. Depot	2,5 I.E.	Alle 2—3 Tage	Rp
Verapamil	oral	0,08	3× tägl. Nach Bedarf alle 3—4 Std. Bei Langzeitanwendung nicht mehr als 0,48/Tag. Kinder: 3× 0,04. Kleinkinder 3× 0,02.	Rp
	oral retard	0,12	2× tägl. (morgens u. abends).	
	i. v.	0,005	Langsam injizieren. Vorsicht! In schweren Fällen nach 5—10 Min. 2. Injektion möglich.	
	i. v. Infus.	0,005/Std.	Kinder: 0,00075—0,001. In Infusionslösg. Mögliche Tagesdosis: 0,025-0,1. EKG kontrollieren.	
Veratrin 0,002!, 0,005! (DAB 6)	oral Einreibg.	0,001 1 %		Rp
Vetrabutin	i. m., i. v. rect.	0,05 0,1		Rp
Vidarabin	Augensalbe	3 %	Alle 4 Stunden. Nicht bei Schwangerschaft.	Rp
Viloxazin	oral	0,05	3× tägl. Nach 2 Wochen erhöhbar auf 0,4/Tag.	Rp
Vinblastin	i. v., i. v. Infus.	0,0001/kg K.G. (0,1 mg) bzw. 0,003/m^3 Körperoberfläche	1× wöchentl. Steigern bis Unverträglichkeit (Erhaltungsdosis), höchstens auf 0,0005/kg K.G. (bzw. 0,0185/m^2 Körperoberfläche) u. Woche. Blutbild kontrollieren.	Rp
Vincamin	oral	0,02 0,01	3× tägl. Dauertherapie: 0,02 morgens, 0,01 mittags u. abends.	Rp
	oral retard	0,03	Alle 12 Std.	
	i. m.	0,015	1—2× tägl.	
	i. v. Infus.	0,015	Nur in großem Vol. Als Tropfinfusion. Blutdruck kontrollieren.	
Vincristin	i. v., i. v. Infus.	0,0014/m^2 Körperoberfl., 0,05 mg/ kg K.G.	1× wöchentl. Steigern bis Grenze der Erträglichkeit (höchstens auf 0,15/mg/K.G.) pro Woche. Blutbild kontrollieren. Kinder bis 10 kg K.G.	Rp

Arzneistoff mit Höchstdosen	Applikationen	Einzeldosis (g)/ Konz.	Dosierungshinweise/ Bemerkungen	Aufbereitung/Verschreibungspflicht
Vindesinsulfat	i. v., i. v. Infus.	$0,003/m^2$ Körperoberfl.	Bei normaler Funktion des Knochenmarks. Dosierungsschema nach Anweisung.	Rp
Vinylbital	oral	0,15	$^1/_2$ Std. vor dem Schlafengehen	Rp
Viomycin	i. m.	1,0	jeden 3. Tag	Rp
Visnadin	oral oral	0,1 0,035	Zu Beginn 3× tägl., dann 3—4× tägl. (Erhaltungsdosis).	
Vitamin A 50 000 I.E. (DAB 9)	oral i. m.	25 000 I.E. 250 000 I.E.	Entspricht 0,025 Carotin. Cave Überdosierung! In öliger Lösung.	Rp, orale Tagesdosis mehr als 10 000 I.E. externe Tagesdosis mehr als 50 000 I.E.
Vitamin B_1	oral oral s. c., i. m., i. v.	0,01 0,3 0,05	Zur Prophylaxe 1× tägl. Bei Hypovitaminose Bis 0,1/Tag.	
Vitamin B_2	oral s. c., i. m., i. v.	0,01 0,01	1× tägl. Bis 0,03/Tag. Bei Resorptionsstörungen.	
Vitamin B_6	oral s. c., i. m., i. v. rect.	0,02 0,05 0,1	3× wöchentlich. Auch täglich.	

Arzneistoff mit Höchstdosen	Appli-kationen	Einzel-dosis (g)/Konz.	Dosierungshinweise / Bemerkungen	Aufberei-tung/Ver-schreibungs-pflicht
Vitamin B_{12}	oral	5 µg	Bei Hypovitaminose	
	i. v.	60 µg	1× tägl.	
	i. m.	10 µg	1× tägl.	
	Richtdosis bei perniciöser Anaemie			
	oral	0,3 mg	1× tägl.	
	s. c., i. m.	100 µg	1× tägl. Anfangsdosis, dann individuell einstellen. Erhaltungsdosis 100 µg alle 4 Wochen.	
	i. m.	0,001	Bei neurologischen und dermatologischen Erkrankungen täglich oder in mehrtägigen Abständen.	
Vitamin C (Ascorbinsäure)	oral	0,05	Bis 1,0 möglich als Therapie.	
	i. m.	0,1		
Vitamin D_2	s. Calciferol			
Vitamin D_3	s. Colecalciferol			
Vitamin D_3-Cholesterin	s. Colecalciferol Cholesterin			
Vitamin E	oral	0,03	3× tägl. Kinder 0,01 3× tägl.	
	i. m.	0,1	In öliger Lösung 2× wöchentlich bis tägl., Kinder 0,02.	
Vitamin H	s. Biotin			
Vitamin H_1	s. p-Aminobenzoesäue			
Vitamin K_1	oral	0,005		
	i. v.	0,01	Bei schweren Blutungen. Gesamtdosis von 0,04 nicht überschreiten	
	i. m.	0,001	Bei leichten Blutungen	
	s. c.	0,001	1× tägl. 3 Tage lang. Bei Neugeborenen.	
Vitamin K_3 oral: 0,05!, 0,15! i. m., i. v.: 0,05!, 0,05! (2. AB-DDR)	oral	0,002		A—
	i. m.	0,001	s. Vit. K_1	
Vitamin K_4	oral	0,002		

Arzneistoff mit Höchstdosen	Appli-kationen	Einzel-dosis (g)/ Konz.	Dosierungshinweise / Bemerkungen	Aufberei-tung/Ver-schreibungs-pflicht
Viquidilhydrochlorid	oral	0,1	2× tägl.	Rp
Warfarin	oral	0,005	1. Tag 3—4×, 2. Tag reduzieren und individuell einstellen	Rp
Wasserstoffperoxid-lösung (etwa 3 %)	Wund-, Mundspülg. Ohren-tropfen	10 % 50 %	10fach verdünnt 2fach verdünnt	
Wasserstoff-peroxidlösung (etwa 30 %)	Wund-, Mundspülg. Bleichmitte	1 % 30 %	100fach verdünnt 3fach verdünnt	
Weinsäure	oral Mundspülg.	0,5 0,1 %	Auf 1 Glas Wasser während den Mahlzeiten.	
Wismutbitannat	oral Salbe rect. Wundpulver	0,5 10 % 10 % ⌀	Unverdünnt	Rp, bei oraler An-wendung in Tages-dosen mehr als 1,5 g Wis-mut und in Pak-kungsgrö-ßen mehr als 50 g Wismut.
Wismutcampho-carbonat	i. m. rect. Globuli	0,05 Bi 0,05 Bi 0,05 Bi	entspr. 2× wöchentl. 2× tägl. Jeden 2. Tag	Rp. s. Wismutbi-tannat
Wismutcarbonat, Basisches	oral Salbe, rect. Wundpulver	0,5 10 % ⌀	Unverdünnt	Rp, s. Wismutbi-tannat
Wismut-β-naphtholat, Basisches	oral Wundpulver	0,3 ⌀	Unverdünnt	Rp, s. Wismutbi-tannat

Arzneistoffe

Arzneistoff mit Höchstdosen	Applikationen	Einzeldosis (g)/Konz.	Dosierungshinweise / Bemerkungen	Aufbereitung/Verschreibungspflicht
Wismutnitrat, Basisches	oral Salbe Wundpulver	0,5 10% ∅	Unverdünnt	Rp, s. Wismutbitannat
Wismutoxychlorid	oral rect. Wundpulver	0,1 0,1 ∅	Unverdünnt	Rp, s. Wismutbitannat
Wismutoxiodid	oral rect. Wundpulver	0,1 0,1 ∅	Unverdünnt	Rp, s. Wismutbitannat
Wismutoxiodidgallat	Wundsalbe Wundpulver	10% ∅	Unverdünnt	Rp, s. Wismutbitannat
Wismutsalicylat, Basisches	oral i. m. Wundpulver	0,5 0,1 10%	10% in Öl	Rp, s. Wismutbitannat
Wismuttannat	oral Salbe, rect. Wundpulver	0,5 10% ∅	Unverdünnt	Rp, s. Wismutbitannat
Wismuttribromphenylat	oral Wundpuder	0,5 ∅	Unverdünnt	Rp, s. Wismutbitannat
Xantinol-nicotinat	oral oral retard i. v. Infus.	1,0 0,5	3× tägl. Nach den Mahlzeiten. 2× tägl. Nach den Mahlzeiten. Zur Lipidsenkg. doppelte Dosis. In 250—500 ml Infusionslösg. Innerhalb 2—4 Std. In schweren Fällen bis 2,4.	
Xenytropiumbromid	oral	0,0075	2—3× tägl.	Rp
Xipamid	oral oral	0,04 0,02	1× tägl. (morgens) 3—5 Tage lang. Bei Ödemen. Jeden 2. Tag 1×. Als Erhaltungsdosis u. bei Hypertonie.	Rp
Xylitol	i. v. Infus.	50,0/Tag	5% Lösg. 1 000 ml. 80—100 Tropfen/Min.	

Arzneistoff mit Höchstdosen	Applikationen	Einzeldosis (g)/ Konz.	Dosierungshinweise/ Bemerkungen	Aufbereitung/Verschreibungspflicht
Xylometazolin	Nasenlösung	0,1 %	2—3 Tropfen in jedes Nasenloch 1 bis mehrmals tägl. Kleinkinder u. Säuglinge: 0,05 % 1—2 Tropfen in jedes Nasenloch	
	Nasenspray	0,1 %	1 Spray 1 bis mehrmals tägl.	
Yohimbinhydrochlorid	s. c.	0,005		Rp
	oral	0,005		
Zidovudin	oral	0,25	Initial: 2× tägl. ggf. bis 1,2/Tag. Individuelle Therapie erforderlich	Rp
Zinkacetat	oral	0,05		Rp, außer zum äußer. Gebrauch in Augentropfen; bei oraler Anwendung bei einer Tagesdosis von mehr als 0,025
Zinkcarbonat, Basisches	Puder	50 %		
Zinkchlorid	Augenspülg.	0,02 %	Maximal 0,05 % (2. AB-DDR)	Rp, außer zum äußer. Gebrauch in Augentropfen; bei oraler Anwendung bei einer Tagesdosis von mehr als 0,025
	Urethralinjekt.	0,05 %		
	Verbandwasser	0,1 %		
	Vaginalspülg.	0,5 %	Maximal 0,5 % (2. AB-DDR)	
	Schleimhautpins.	1 %		
	Ätzmittel	∅	Unverdünnt	

Arzneistoffe

Arzneistoff mit Höchstdosen	Applikationen	Einzeldosis (g)/ Konz.	Dosierungshinweise / Bemerkungen	Aufbereitung / Verschreibungspflicht
Zinkdiiodphenolsulfonat	Salbe Wundpulver Nasenpulver	1 % 1 % 1 %		
Zinkoleat	Puder	50 %		
Zinkoxid	oral Salbe Paste Puder	0,05 10 % 25 % 50 %		Rp, außer zum äußer. Gebrauch in Augentropfen; bei oraler Anwendung bei einer Tagesdosis von mehr als 0,025
Zinkoxid, Rohes	wie Zinkoxid			
Zinkperoxid 50 %	Wundstreupulver	50 %	2fach verdünnt	
Zinkpyrithion	Hautcreme	1,5 %	1× wöchentl. Cave Augen!	
Zinkstearat	Puder	50 %		
Zinksulfat (7 H_2O)	Augenspülg. Urethralinjekt. Vaginalspülg. Augensalbe	0,1 % 0,2 % 1 % 2 %	Maximal 1 % (2. AB-DDR) Maximal 2 % (2. AB-DDR)	Rp, außer zum äußer. Gebrauch in Augentropfen; bei oraler Anwendung bei einer Tagesdosis von mehr als 0,025

Zin—Zot Arzneistoffe

Arzneistoff mit Höchstdosen	Appli-kationen	Einzel-dosis (g)/ Konz.	Dosierungshinweise / Bemerkungen	Aufberei-tung /Ver-schreibungs-pflicht
Zinksulfat, Getrocknetes			halbe Konzentration von Zinksulfat (7 H_2O)	
Zinkundecylenat			Salbe, Puder 20 %	
Zinnchlorid 0,1!, 0,3! (2. AB-DDR)	oral	0,05		
Zopiclon	oral	0,0075	Vor dem Schlafengehen	Rp
Zotepin	oral	0,025	3—6× tägl. bis maximal 0,45/Tag.	Rp

Teil B
Drogen

Drogen

Arzneistoff mit Höchstdosen	Applikationen	Einzeldosis (g)/ Konz.	Dosierungshinweise / Bemerkungen	Aufbereitung/Verschreibungspflicht
Abrotani herba	oral	1,5		
Absinthii herba	oral	1,0	Zu 1 Tasse Aufguß	
— extr. fld.	oral	1,0		
— extr. (sicc.)	oral	0,2		
— tinct.	oral	1,0	54 Tropfen	
— aetheroleum	oral	0,1		
Acaciae flos	s. Pruni spinosae flos			
Acaciae gummi	oral	3,0	= 9,0 Mucilag. Gummi arabicum	
	rect.	15 %		
Acetum	oral	2,0	Bei Laugenvergiftung	
	Mundspülg.	10 %	10fach verdünnt	
	Waschg.	50 %	2fach verdünnt	
Acetum pyrolignos. rectificatum	Waschg.	10 %	10fach verdünnt	
	Vaginalspülg.	10 %	10fach verdünnt	
Aconiti tuber 0,02!, 0,06! (DAB 6)	oral	0,01	Bei 1 % Gesamtkaloidgehalt	A—, Rp
— extr. (sicc.)	oral	0,002		
— tinct. (10 %)	oral	0,1	10 Tropfen	
	Pinselg.	50 %	2fach verdünnt	
Adonidis pulv. normatus	oral	0,2	10,0 Aufguß 2 %	
— extr. fld.	oral	0,2	⎫	
— extr. (sicc.)	oral	0,05	⎬ Wirksamkeit entspr. 0,2 Standard-plv.	
— tinct. (10 %)	oral	2,0	⎭	
Agar	oral	4,0	1× tägl.	
Agni casti fruct.	oral	0,02	⎫	
— — extr. sicc.	oral	0,004	⎬ 1× morgens über mehrere Wochen	
— — tinct.	oral	0,02	⎭	
Agrimoniae herba	oral	1,5	Zu 1 Tasse Aufguß, 2—3× tägl.	
	Mundspülg.	1,5 %	Als Aufguß	
— extr. (sicc.)	oral	0,2		
— tinct.	oral	1,0		

Alc—Ane

Arzneistoff mit Höchstdosen	Applikationen	Einzeldosis (g) / Konz.	Dosierungshinweise / Bemerkungen	Aufbereitung / Verschreibungspflicht
Alchemillae herba	oral	2,5	Zu 1 Tasse Abkochg.	
	Umschlag	10 %	Als Abkochg.	
— tinct.	oral	5,0		
Allii cepa bulbus	oral	15,0 g		
— — — sicc.	oral	7,5 g		
Allii sativ. bulbus	oral	4,0		
— — extr. oloes	oral	0,5		
	rect.	3,0	In 150 ml Wasser (bei Oxyurasis).	
— — bulbus sicc.	oral	0,15		
— — tinct.	oral	2,5		
Aloe (Barb., Cap)	oral	0,1		
Aloes extr. (sicc.)	oral	0,1	Abends, Anwendungsdauer beschränken	
— tinct. (20 %)	oral	0,5		
	oral	0,2	Als Stomachicum	
Aloe (Curacao-)	oral	0,05	s. o.	
Aloin	oral	0,05	s. o.	
Althaeae flos	oral	1,0	Zu 1 Tasse Aufguß	
— fol.	oral	1,5	Zu 1 Tasse Aufguß	
Althaeae rad.	oral	2,0	Zu 1 Tasse Aufguß	
	Schleimhautspülg.	2,5 %	Als Aufguß	
	Umschlag	2,5 %	Als Aufguß	
— sirupus	oral	10,0		
Ammeos visnagae fruct.	oral	0,5	Zu 1 Tasse Abkochg.	
— — extr. fld.	oral	0,5	Entsprechend 7 mg γ-Pyrone	
Amygdalar. amarar. aqua 2,0!, 6,0! (DAB 6)	oral	0,5	20 Tropfen	
Anethi fruct.	oral	1,0		
— aetheroleum	oral	0,1	1—3× tägl.	

Arzneistoff mit Höchstdosen	Applikationen	Einzeldosis (g)/ Konz.	Dosierungshinweise / Bemerkungen	Aufbereitung/Verschreibungspflicht
Angelicae rad.	oral	1,5		
— extr. (sicc.)	oral	0,2		
— tinct.	oral	0,5		
— spirit.compos.	oral	0,5	25 Tropfen	
	Einreibung	⌀	unverdünnt	
Angosturae cortex	oral	0,5		
— tinct.	oral	2,5		
Anisi fruct.	oral	1,0		
— tinct.	oral	2,5		
— aetheroleum	oral	0,1	4 Tropfen	
	Hautsalbe	10 %		
Anisi stellati fruct.	oral	1,0		
— — tinct.	oral	2,5		
— — aetheroleum	oral	0,1	4 Tropfen	
Anserini herba	s. Potentillae anserinae herba			
Anthemidis flos	s. Chamomillae romanae flos			
Apocyni cannabini rhiz.	oral	0,05		
— — extr. fld.	oral	0,05		
Arecae semen	oral	5,0	Als Bandwurmmittel	A
Armoraciae rusticanae radix	oral	7,0	Frischdroge	A
Arnicae flos	Umschlag	2 %	Als Aufguß	
— tinct. (10 %)	Verbandwasser	10 %	10fach verdünnt	
Artemisiae herba	oral	1,0		A
— extr. (sicc.)	oral	0,2		
Artemisiae rad.	oral	1,0		

Asa—Bas   Drogen   190

Arzneistoff mit Höchstdosen	Applikationen	Einzeldosis (g)/Konz.	Dosierungshinweise/Bemerkungen	Aufbereitung/Verschreibungspflicht
Asa foetida	oral	0,2		
— — tinct. (20 %)	oral	0,5	30 Tropfen	
Asari rhiz.	oral	0,1		
	Niespulver	10 %		
Asperulae herba	oral	1,0		
Aurantii fruct. immatur.	oral	1,0		
— — — tinct.	oral	1,0		
Aurantii pericarp.	oral	2,0		
— — tinct.	oral	1,0	2—3× tägl. als Aufguß	
— — aetheroleum	oral	0,1	2—3× tägl.	
Avenae sativ. herb. tinct.	oral	0,3	15 Tropfen	
Avena stramentum	Vollbad	100 g	Als Abkochung Bad zusetzen	
Balsamum Copaivae	oral	1,0		
Balsamum peruvianum	oral	0,5		
	Wundsalbe	5—10 %	großflächig max. 10 %	
	Einreibg.	50 %		
Balsamum tolutanum	oral	0,2		
Bardani rad.	oral	2,5	Zu 1 Tasse Abkochg.	A —
Barosmae fol.	oral	1,0	Zu 1 Tasse Aufguß	A —
— extr. fld.	oral	1,0		
Basilici herba	oral	2,0	Zu 1 Tasse Abkochg.	
	Breiumschlag	50 %		

Arzneistoff mit Höchstdosen	Applikationen	Einzeldosis (g)/ Konz.	Dosierungshinweise / Bemerkungen	Aufbereitung /Verschreibungspflicht
Belladonna pulvis normatus 0,2!, 0,6! (DAB 7)	oral	0,05	10 % Aufguß 0,5 %	Rp
— extr. spiss.	oral	0,015		
— extr. (sicc.) 0,05!, 0,15! (DAB 9)	oral rect.	0,01 0,01		
— tinct. 1,0!, 3,0! (2. AB-DDR)	oral	0,3		
Belladonae rad. 0,2!, 0,6! (ÖAB 9)	oral	0,05	10,0 Abkochg. 0,5 %	
— — extr. fld.	oral	0,05		
Benzoe (tonkinensis)	oral Räucherg. Konservierungsmittel	0,5 20 % 2 %	Für Fette	
Benzoes tinct. (20 %)	Mundspülg. Verbandwasser Pinselg.	0,2 % 10 % ⌀	10 Tropfen auf 1 Glas Wasser 10fach verdünnt Unverdünnt	
Bergamottae aetheoleum	oral Einreibung	0,1 1 %		
Betulae fol.	oral	2,5	Zu 1 Tasse Aufguß	
Boldo fol. — extr. fld.	oral oral	1,0 1,0		
Boraginis herba	oral	1,0	Zu 1 Tasse Aufguß	A —
Bryoniae rad.	oral	1,0	Zu 1 Tasse Abkochg.	A —
Bursae pastoris herba — — extr. fld. — — tinct. (»Radermacher«)	oral oral oral	4,0 2,5 5,0	Zu 1 Tasse Aufguß 2—3× tägl.	

Cal—Cap Drogen 192

Arzneistoff mit Höchstdosen	Applikationen	Einzeldosis (g) / Konz.	Dosierungshinweise / Bemerkungen	Aufbereitung / Verschreibungspflicht
Calami rhiz.	oral	1,0		
	Zahnpulver	5 %		
— extr. fld.	oral	1,0		
— extr. (sicc.)	oral	0,2		
— tinct.	oral	1,0		
— aetheroleum	oral	0,05	2 Tropfen	
	Badezusatz	0,5	In alkohol. Lösg. auf 1 Vollbad	
Calcatrippae flos	oral	1,5		
Calendulae flos	oral	1,5	Zu 1 Tasse Aufguß	
— extr. fld.	oral	1,0		
— tinct.	Umschläge	3,0	100fach verdünnt	
Callunae vulgaris herba s. Ericae herba				
Campechianum Lignum	oral	1,0	20,0 Abkochg. 5 %	
Camphora	oral	0,1		
s. c. oder i. m.	Hautsalbe	10 %	Als Ol. camphorat. (10 %)	
1,0!, 5,0! (P. I.)	s. c., i. m.	1,0	Als Ol. camphorat. forte (20 %)	
Campherspiritus	oral	0,5	30 Tropfen	
	Einreibung	∅		
	Umschlag	∅	unverdünnt	
Campherliniment, Flüchtiges	Einreibung	∅		
Cantharides	oral	0,01		Rp, orale Anwendung
0,05!, 0,15! (DAB 6)	Reizsalbe	10 %		
— tinct. (10 %)	oral	0,1	6 Tropfen	
0,5!, 1,5! (DAB 7)	Haartinct.	10 %	10fach verdünnt	
Capilli veneris herba	oral	1,5	Zu 1 Tasse Aufguß	
Capsici fruct.	oral	0,05		
— extr. fld.	oral	0,05		
— tinct. (10 %)	oral	0,5	30 Tropfen	
	Mundspülg.	1 %	100fach verdünnt	
	Einreibg.	25 %	4fach verdünnt	

Drogen

Arzneistoff mit Höchstdosen	Applikationen	Einzeldosis (g) / Konz.	Dosierungshinweise / Bemerkungen	Aufbereitung / Verschreibungspflicht
Cardamomi fruct.	oral	0,5		
— tinct.	oral	1,0	1—2× tägl.	
Cardui benedicti herba s. Cnici benedicti herba				
Cardui mariae fruct.	oral	5,0	50,0 Abkochg. 10%	
— — extr. (sicc.)	oral	0,5		
— — tinct.	oral	5,0		
Cardui mariae herba	oral	0,5		
Caricae fruct.	oral	10,0		A —
Caricis rhiz.	oral	3,0	Zu 1 Tasse Abkochg.	A —
Carlinae rad.	oral	1,5		
Carrageen	oral	1,0	1% als Schleim, 10% als Gallerte	
Carvi fruct.	oral	2,0		
— tinct.	oral	5,0		
— aetheroleum	oral	0,05	2 Tropfen	
	Einreibg.	10%		
Caryophylli flos	oral	0,25		
— tinct. (20%)	oral	0,5	27 Tropfen	
— aetheroleum	oral	0,1		
	Einreibg.	10%		
	Munspülg.	5%		
	Zahntropfen		unverdünnt	
Caryophyllatae rad.	oral			
Cascarae sagradae cortex	s. Rhamni Purshian. cort.			
Cascarillae cort.	oral	0,5		
— extr. (sicc.)	oral	0,2		
— tinct.	oral	2,5		
Cassiae fistul. fruct.	oral	5,0	Als Mus (Pulpa) 1× abends	

Teil B

Drogen

B

Arzneistoff mit Höchstdosen	Applikationen	Einzeldosis (g)/ Konz.	Dosierungshinweise/ Bemerkungen	Aufbereitung/Verschreibungspflicht
Castaniae fol.	oral	2,0		A —
— extr. fld.	oral	2,0		
— extr. (sicc.)	oral	0,5		
Catechu	oral	0,5		
— tinct.	oral	2,5		
	Mund-, Schleimhautspülg.	⌀	Unverdünnt	
Centaurii herba	oral	3,0	Auf 1 Tasse Aufguß	
— extr. (sicc.)	oral	0,4		
— tinct.	oral	10,0		
Ceratoniae fruct.	oral	2,0	20,0 Abkochg. 10%	
Cetrariae Lichen	s. Lichen islandicus			
Chamaedryos herba	oral	1,5	Auf 1 Tasse Aufguß	
Chamomillae flos	s. Matricariae flos			
Chamomillae romane flos	oral	3,0	Zu 1 Tasse Aufguß	
	Wund-, Mundspülg.	3%	Als Aufguß	
	Badezusatz	50,0	Zu 1 Vollbad	
— aetheroleum	oral	0,1	5 Tropfen	
Chaulmoograe oleum 0,5!, 3,0! ! (Helv. V)	oral	0,3 ml	Pro Tag. Dosis bis 4 ml pro Tag steigerbar	
	s. c., i. m.	3 ml		
	Einreibg.	⌀	Unverdünnt	
Chelidonii herba	oral	0,5%		
Chelidonii herba	oral	0,5%		
— extr. (sicc.)	oral	0,2		
— tinct. (»Radermacher«)	oral	1,0		
Chelidonii radix	oral	0,5		

Arzneistoff mit Höchstdosen	Appli-kationen	Einzel-dosis (g)/ Konz.	Dosierungshinweise/ Bemerkungen	Aufberei-tung/Ver-schreibungs-pflicht
Chenopodii ambrosioidis	oral	1,0	10,0 Aufguß 10%	
Chenopodii anthelminth. aetheroleum 0,5!, 1,0! (DAB 6)	oral	0,3	16 Tropfen. Nach 1 Std. abführen	
Chinae cortex	s. Cinchonae succirubrae			
Chrysanthemi cinerarifol.	Hautlösg.	0,3%	0,3 g = 0,075 Gesamtpyrethrine	
Chrysanthemi vulgaris flos	oral	1,0	Zu 1 Tasse Aufguß	
Chrysanthemi vulgaris herba	oral	2,0	Zu 1 Tasse Aufguß	
— aetheroleum	oral	0,1		
Cichorii herba	oral	1,0	Zu 1 Tasse Aufguß	
Cichorii rad.	oral	1,0	10,0 Abkochg. 10%	
Cimicifugac racemosae rhiz.	oral	1,0		
— extr. fld.	oral	1,0		
— extr. (sicc.)	oral	0,05		
Cinae flos	oral	2,5		
Cinchonae cort.	oral	1,0		
— — extr. fld.	oral	1,0		
— — extr. (sicc.)	oral	0,5		
— — tinct. (20%)	oral	1,0		
— — tinct. comp.	oral	1,0		
Cinnamomi cassiae cort.	oral	1,0		
— tinct.	oral	1,0		
— aetheroleum	oral	0,1	3 Tropfen	
— Cassiae aetherol.	oral	0,1	3 Tropfen	

Arzneistoff mit Höchstdosen	Appli- kationen	Einzel- dosis (g)/ Konz.	Dosierungshinweise/ Bemerkungen	Aufberei- tung/Ver- schreibungs- pflicht
Cinnamomi ceylanici cortex	oral	1,0		
— — aetheroleum	oral	0,1	3 Tropfen	
Citri pericarp.	oral	0,3		
— aetheroleum.	oral	0,1	5 Tropfen	
Citri sinensis pericarp.	oral	5,0		
Citronellae aetheroleum	oral Einreibg.	0,1 1 %		
— spiritus	Einreibg.	⌀	Unverdünnt	
Cnici benedicti herba	oral	2,0	Vorsicht bei Schwangeren	
— — extr. (sicc.)	oral	0,2		
Cochleariae herba	oral	1,5	Zu 1 Tasse Aufguß	
Coffeae carbo	oral	3,0		
Colae semen	oral	2,0	1—3× tägl.	
— extr. fld.	oral	2,0	1—4× tägl.	
— extr. (sicc.)	oral	0,4	1—2× tägl.	
— tinct.	oral	5,0	2—6× tägl.	
Colchici semen	oral	0,1	Tagesdosis bis 0,6	Rp
— tinct. 2,0!, 6,0! (DAB 7)	oral	0,5		
Colocynthidis fruct. 0,3!, 1,0! (DAB 6)	oral	0,05		A —
— extr. (sicc.) 0,05! 0,15! (DAB 6)	oral	0,01		Rp
— tinct. 1,0!, 3,0! (DAB 6)	oral	0,5	30 Tropfen	
Colombo rad.	oral	1,0		
— extr. (sicc.)	oral	0,1		
— tinct.	oral	2,5		
Colophonium	Haut- reizsalbe	10 %		

Arzneistoff mit Höchstdosen	Applikationen	Einzeldosis (g)/ Konz.	Dosierungshinweise / Bemerkungen	Aufbereitung/Verschreibungspflicht
Conchae praeprat.	oral Puder	2,0 50 %		
Condurango cortex	oral	1,0	10,0 Aufguß 10 %	
— extr. fld.	oral	0,5		
— extr. (sicc.)	oral	0,1		
— tinct.	oral	2,5		
— vinum	oral	30,0	1 Likörglas	
Consolidae rad.	s. Symphyti rad.			
Convallariae pulv. normat.	oral	0,2	10,0 Aufguß 2 %. Einzeldosis nicht mehr als 0,5 Tagesdosis nicht mehr als 1,5	
— extr. fld.	oral	0,2		
— extr. (sicc.)	oral	0,05	Entspr. 0,2 Stand. Pulv.	
— tinct.	oral	1,0	Entspr. 0,2 Stand. Pulv.	
Convolvuli herba	oral	1,0		
Coriandri fruct.	oral	1,0		
— aetheroleum	oral	0,1		
Crataegi fruct.	wie Crat. fol. c. flore			
Crataegi fol. c. flore	oral entsp. Flavone	1,0		
— extr. fld.	od. Gesamtflavonoide	0,005		
— extr. (sicc.)	od. Oligomere Procyanidne	0,01		
— tinct.		0,005	Tagesdosis. Auf mehrere Einzeldosen verteilen	
Croci stigma	oral	0,1	Ab 5,0 gefährlich!	A —
— tinct. (10 %)	oral	0,5	27 Tropfen	
— sirup	oral	5,0		
Crotonis oleum 0,05!, 0,15! (DAB 6)	oral Einreibg. Pinselg.	0,01 15 % 0,3	½ Tropfen! Nur 1 x Unverdünnt 12 Tropfen zur Blasenbildung	

Arzneistoff mit Höchstdosen	Appli-kationen	Einzel-dosis (g)/ Konz.	Dosierungshinweise/ Bemerkungen	Aufberei-tung/Ver-schreibungs-pflicht
Cubebae fruct.	oral	2,0		
— extr. (sicc.)	oral	0,5		
— aetheroleum	oral	0,2		
Cucurbitae peponis semen	oral	5,0		
Cumini fruct.	oral	0,5		
Cupressi aetheroleum	Inhalation 20 %		In spirituöser Lösung	
Curcumae longae rhiz.	oral	1,0		
— — extr. fld.	oral	1,0		
Curcumae xanthor-rhizae rhiz.	oral	0,5		
— — extr. (sicc.)	oral	0,1		
Cyani flos	oral	1,0	Zu 1 Tasse Aufguß	A —
Cydoniae semen	Schleim	10 %	Als Kaltmacerat	
Cynarae fol.	oral	2,0		
— extr. (sicc.)	oral	0,5		
Cynosbati fruct.	oral	2,5	Zu 1 Tasse Aufguß	
Cynosbati semen	oral	2,0		
Cytisi scoparii herba	oral	0,5	2—3× tägl.	
Dictamni rad.	oral	2,5	Zu 1 Tasse Abkochg.	
Digitalis lanatae pulv. normatus 0,3!, 1,0! (ÖAB 9)	oral (Erhaltungs-dosis)	0,1	1× tägl. Zur Einltg. 1,0	Rp

Arzneistoff mit Höchstdosen	Applikationen	Einzeldosis (g) / Konz.	Dosierungshinweise / Bemerkungen	Aufbereitung /Verschreibungspflicht
Digitalis purpureae pulv. normatus 0,2! 1,0!; —!, 1,5! (P. I.) — tinct. 1,5!, 5,0!; —!, 6,0! (P. I.)	oral (Erhaltungsdosis) oral Erhaltungsdosis rect.	0,1 0,5 0,5	1× täglich zur Einleitg. 1,0 1× tägl. 1× tägl.	Rp
Droserae herba — extr. fld.	oral oral	1,0 0,5	20 Tropfen	
Dulcamarae stipites — extr. (sicc.)	oral oral	1,0 0,5	Zu 1 Tasse Aufguß 1—3× tägl.	
Ebuli rad.	oral	2,5	Zu 1 Tasse Abkochg.	
Echinaceae rad. recens — — tinct. ⌀ — — extr. (Preßsaft)	oral Salbe i. m. i. v. oral	0,5 20 % 0,1 0,01 3,0	1× tägl. in 2tägigen Abst. 1× tägl. oder in 2—3tägig. Abst. steigern bis 0,1 Preßsaft	
Elemi resina	Salbe	25 %		
Eleutherococci rad.	oral	1,0	Zu 1 Tasse Aufguß, 2—3× tägl.	
Ephedrae herba — tinct.	oral oral	1,0 2,5	Entsprechend 15—30 mg Gesamtalkaloid ber. als Ephedrin	
Equiseti herba — extr. fld.	oral oral	2,0 1,5	Zu 1 Tasse Abkochg.	
Ericae herba	oral	1,5	Zu 1 Tasse Abkochg.	A —
Erucae semen	s. Sinapis albae semen			

Arzneistoff mit Höchstdosen	Applikationen	Einzeldosis (g) / Konz.	Dosierungshinweise / Bemerkungen	Aufbereitung /Verschreibungspflicht
Eschholtziae herba	oral	2,0		
— extr. fld.	oral	2,0		
Eucalypti fol.	oral	2,0		
— extr. fld.	oral	1,5		
— tinct.	oral	2,5	1—3× tägl.	
— aetheroleum	oral	0,2	10 Tropfen	
	i. m.	0,2	10 % in Öl	
	Einreibg.	20 %		
Euphrasiae herba	Waschg.	2 %	Als Aufguß	
Euphorbium	Reizsalbe	5 %		
Fabianae herba	oral	2,5		
— extr. fld.	oral	2,5		
— extr. spiss.	oral	0,5		
Faex medicinalis	oral	2,0		
Farfarae flos	oral	2,0	Zu 1 Tasse Aufguß	
Farfarae fol.	oral	1,5	Zu 1 Tasse Aufguß	
Fel. tauri inspiss.	oral	1,0		
— — sicc. depur.	oral	0,5		
Filicis maris rhiz.	(oral	6,0)	Droge nur zur Herstellung von galenischen Zubereitungen	Rp
— extr. 10,0! 10,0! (DAB 6)	oral	6,0	Bei Versagen d. modernen synthetischen Mittel 1 x. Nach 2 Stunden abführen	
Foeniculi fructus	oral	2,5	2—3× tägl. als Aufguß	
— tinct. compos.	oral	2,5	2—3× tägl.	
	Augenwasser	10 %	10fach verdünnt	
— sirup	oral	10,0		
— aqua	Augenspülg.	⌀	unverdünnt	
— mel	oral	10,0		
— aetheroleum	oral	0,1	4 Tropfen, 1—6× tägl.	
Foenugraeci semen	oral	2,0		
	Breiumschlag	50,0	in 250 ml Wasser 5 Min. aufgekocht	

Arzneistoff mit Höchstdosen	Appli-kationen	Einzel-dosis (g) / Konz.	Dosierungshinweise / Bemerkungen	Aufberei-tung / Ver-schreibungs-pflicht
Fragariae fol.	oral	1,0	Zu 1 Tasse Aufguß	A —
Frangulae cortex	oral	2,0	20,0 Abkochg. 10 %	
— extr. fld.	oral	5,0		
— extr. (sicc.)	oral	0,5		
Fucus (vesiculosus)	oral	1,5	Enthält ca. 0,5 mg organ. gebundenes Jod	A —
Fumariae herba	oral	2,0	Zu 1 Tasse Aufguß	
— tinct.	oral	2,5		
Galangae rhiz.	oral	2,0	1—2× tägl. als Aufguß	
— tinct. (20 %)	oral	1,0	2—4× tägl.	
Galegae herba	oral	2,0		
Galeopsidis herba	oral	2,0	Zu 1 Tasse Abkochg.	
Gallae	oral	0,5	Zu 1 Tasse Abkochg.	
Gallarum tinct. (20 %)	Mundspülg.	1 %	100fach verdünnt	
	Schleim-hautspülg.	⌀	Unverdünnt	
Gaultheriae aetherol.	oral	0,5		
	Einreibg.	20 %	In Fett	
Gelsemii rhiz.	oral	0,03		Rp
— tinct.	oral	0,3		
Genistae tinctor. herb.	oral	1,5	Zu 1 Tasse Abkochg.	
Gentianae rad.	oral	1,0	2—4× tägl. als Aufguß	
— extr. fld.	oral	1,0	2—4× tägl.	
— extr. (sicc.)	oral	0,2		
— tinct.	oral	1,0	1—3× tägl.	
Geranii Robertiani herb.	oral	1,5		

Arzneistoff mit Höchstdosen	Applikationen	Einzeldosis (g) / Konz.	Dosierungshinweise / Bemerkungen	Aufbereitung / Verschreibungspflicht
Gingko bilobae fol.	oral	0,1	Mehrmals täglich	
— — extr. (sicc.)	oral	0,035	Mehrmals täglich	
	i. m., i. v.	0,007		
Ginseng rad.	oral	0,5	15,0 Abkochg. 10%; 2—4× tägl.	
— extr. spiss.	oral	0,3		
Gossypi radic. cort.	oral	2,0	10,0 Abkochg. 20%	
— extr. fld.	oral	2,0		
— extr. (sicc.)	oral	0,5		
Graminis rhiz.	oral	3,0	Zu 1 Tasse Aufguß	
— extr. fld.	oral	3,0		
Graminis flos	Badezusatz	50,0	Zu 20 l Wasser	
Gratiolae herba	oral	0,3		
Grindelia herba	oral	2,0	20,0 Aufguß 10%	
— extr. fld.	oral	2,0	2—3× tägl.	
Guajaci lign.	oral	1,5	Zu 1 Tasse Abkochg.	
— — tinct.	oral	2,5		
Guajaci resina	oral	0,3		
— — tinct.	oral	1,0	60 Tropfen	
Guarana (pasta)	oral	1,0		
Gummi arabic.	s. Acaciae gummi			
Gummi Karaya (= stercul.)	oral	5,0	½ Std. vor der Mahlzeit	
Guttapercha	Hautfirnis	10%	in Chloroform	
Gypsophilae rad.	oral	0,05	5 mg Saponin entsprechend 1—3× tägl.	
Hamamelidis cort.	oral	1,5	15,0 Abkochg. 10%	
— — extr. fld.	oral	2,0		

Arzneistoff mit Höchstdosen	Applikationen	Einzeldosis (g)/ Konz.	Dosierungshinweise / Bemerkungen	Aufbereitung /Verschreibungspflicht
Hamamelidis fol.	oral	1,0	10,0 Aufguß 10	
— extr. fld.	oral	1,0		
— tinct.	oral	2,5		
Harongae fol. et cort. extr.	oral	0,0025		
Harpagophyti rad.	oral	1,5	Zu 1 Tasse Aufguß	
Hederae helic. fol.	oral	0,1	} Vorsicht!	
— extr. sicc.	oral	0,02		
Hederae terrestr. herba	oral	2,0		
Helenii rhiz	oral	1,0		A —
— extr. (sicc.)	oral	0,2		
Helichrysi flos	oral	1,0	Zu 1 Tasse Aufguß	
Hellebori rhiz.	oral	0,05		
	Schnupfpulver	10 %		
Hepaticae herba	Waschung	1 %	Als Aufguß. Vorsicht!	
Herniariae herba	oral	1,5	Zu 1 Tasse Abkochg.	A —
— extr. fld.	oral	1,5		
Hibisci flos	oral	2,0	Zu 1 Tasse Aufguß	A —
Hippocastani semen	oral	0,5	Entsprechend 10—50 mg	
— extr. (sicc.)	oral	0,1	Aescin	
Hippoglossi jecoris oleum 1,0! (DAB 7)	oral	0,5	3 Tropfen tägl. z. Prophylaxe 5 Tropfen 2× tägl. curativ	
Hordei decortat. semen	Schleim	10 %	Als Abkochg.	

Hyd—Iva   Drogen 204

Arzneistoff mit Höchstdosen	Appli-kationen	Einzeldosis (g)/Konz.	Dosierungshinweise / Bemerkungen	Aufbereitung/Verschreibungspflicht
Hydrastis rhiz	oral	0,4		Rp
— extr. fld.	oral	0,4	21 Tropfen	
— extr. (sicc.)	oral	0,1		
— tinct.	oral	1,0		
— oleum	Einreibg.	∅	Unverdünnt	
Hyoscyam fol. plv. normat.	oral	0,5		
— extr. (spiss. u. sicc.)	oral	0,03		
— tinct.	oral	0,5	27 Tropfen	
— oleum	Einreibung	∅	Unverdünnt	
Hyoscyami semen	oral	0,05		
Hyperici flos	oral	1,0		
Hyperici herba	oral	1,5		
— extr. fld.	oral	1,5	Entsprechend 0,75 mg Hypericin	
— extr. sicc.	oral	0,3		
— tinct.	oral	3,0		
— oleum	Wundöl	∅	Unverdünnt	
Hyssopi herba	Waschg.	2,5	Als Aufguß	
Ignatii fabae	oral	0,05	Einzeldosis höchstens 0,1 Tagesdosis höchstens 0,3	
Imperatoriae rhiz.	oral	0,5		
— tinct.	oral	2,5		
Ipecacuanhae pulv. normat. 2,0!, 4,0! (2 AB-DDR) Als Expect.: 0,05! Einzelmaximaldosis (ÖAB 9)	oral	0,5	Als Brechmittel 1,0!, 2,0!	Rp
	oral	0,05	Als Expectorans 10,0 Aufguß 0,5 %	
— extr. fld.	oral	0,05		
— tinct. 10,0!, 20,0! (2. AB-DDR)	oral	0,5	27 Tropfen. Als Expector.	
		5,0	Als Brechmittel	
Ivae moschatae herba	oral	1,5		

Drogen

Arzneistoff mit Höchstdosen	Appli-kationen	Einzel-dosis (g)/Konz.	Dosierungshinweise/Bemerkungen	Aufbereitung/Verschreibungspflicht
Jaborandi fol. 2,0!, 6,0! (Helv. VI)	oral	0,5		
— extr. fld.	oral	0,5		
— tinct.	oral	2,5		
Jalapae tuber	oral	0,5		Rp
— — tinct. (20 %)	oral	1,0	60 Tropfen	
Jalapae resina	oral	0,1		Rp
— tinct. (10 %)	oral	0,5	30 Tropfen	
Jecoris oleum	oral	5 ml		
	Wundsalbe	25 %		
Jecoris Hippoglossi oleum	s. Hippoglossi jecoris oleum			
Juglandis fol.	oral	1,5	Zu 1 Tasse Abkochg.	
	Waschg.	2,5 %	Als Abkochg.	
— extr. (sicc.)	oral	0,3		
Juniperi fruct.	oral	2,0		
	Badezusatz	100,0	Als Aufguß zu 1 Vollbad	
— extr. fld.	oral	2,0		
— spiritus	Einreibg.	∅	Unverdünnt	
— aetheroleum	oral	0,1	5 Tropfen	
	Einreibg.	5 %		
Juniperi lignum	oral	3,0	Zu 1 Tasse Abkochg.	
— ligni aetheroleum	Einreibg.	5 %		
— — pix	oral	0,2		
	Einreibg.	10 %		
	Salbe	20 %		
	Pinselg.	∅	Unverdünnt	
Kava-Kava rhiz.	s. Piperis methystici rhiz.			
Lamii albi flos	oral	1,0	Zu 1 Tasse Aufguß	
Laricis fungus	oral	0,5		

Lau—Liq Drogen

Arzneistoff mit Höchstdosen	Appli-kationen	Einzel-dosis (g) / Konz.	Dosierungshinweise / Bemerkungen	Aufberei-tung /Ver-schreibungs-pflicht
Lauri fruct.	oral	0,5		
— aetheroleum	Salbe	50 %		
Lavandulae flos	oral	2,5	Zu 1 Tasse Aufguß	
	Badezusatz	100,0	Als Aufguß zu 1 Vollbad	
— tinct.	oral	5,0		
— spiritus	Waschg.	∅	Unverdünnt	
— aetheroleum	oral	0,05	3 Tropfen	
Leonuri cardiacae herba	oral	1,5		
— — extr.	oral	0,02		
Lespedezae capitat. herba	oral	1,5	3× täglich	Rp
rec. extr.	i. m., i. v.	0,05		
Levistici rad.	oral	2,0	2—3× tägl.	
— extr. fld.	oral	2,0		
— extr. (sicc.)	oral	0,3		
Lichen islandicus	oral	2,0	Zu 1 Tasse Aufguß	
	oral	10,0	Als Gallerte (20 % Abkochg.)	
Linariae herba	oral	1,5	Zu 1 Tasse Aufguß	
Lini semen	oral	10,0	Bis 2× tägl.	
	Schleim	10 %		
	Breiumschlag	∅	Unverdünnt	
Lini seminis placenta	Breiumschlag	∅	Unverdünnt	
Lini oleum	oral	15,0	Als Laxans	
Liquiritiae rad.	oral	1,5	Einzeldosis bis 5,0	
— extr. fld.	oral	1,5		
— sirupus	oral	10,0		
— succus	oral	1,0		
— succus depur.	oral	0,5		

Arzneistoff mit Höchstdosen	Appli-kationen	Einzel-dosis (g)/ Konz.	Dosierungshinweise / Bemerkungen	Aufberei-tung/Ver-schreibungs-pflicht
Lobeliae herba 0,1!, 0,3! (ÖAB)	oral	0,05		Rp
— extr. fld.	oral	0,05		
— tinct. 1,0!, 3,0! (DAB 6)	oral	0,3		
Lupuli glandulae	oral	0,3		
	Hautsalbe	30 %		
— — extr. (sicc.)	oral	0,2		
Lupuli strobuli	oral	0,5	10,0 Aufguß 5 %	
Lycopi herba rec.	oral	0,5	Preßsaft	
	oral	0,5	Zu 1 Tasse Aufguß	
Lycopodii herba	oral	1,5		
Macis	s. Myristicae arillus			
Majoranae herba	oral	1,0	Zu 1 Tasse Aufguß	
	Mundspülg.	5 %	Als Aufguß	
	Umschlag	5	Als Aufguß	
— aetheroleum	oral	0,1		
Malvae flos	oral	2,0		
	Mundspülg.	1,5 %	Als Abkochg.	
Malvae fol.	oral	2,0		
Manna	oral	30,0	Als Laxans	
— sirupus	oral	10,0		
Mari herba	s. Teucrii herba			
Marrubii herba	oral	1,5	Zu 1 Tasse Aufguß	
Mate fol.	oral	1,0	Zu 1 Tasse Aufguß	
Matico fol.	oral	1,0		
— aetheroleum	oral	0,1		

Arzneistoff mit Höchstdosen	Applikationen	Einzeldosis (g) / Konz.	Dosierungshinweise / Bemerkungen	Aufbereitung / Verschreibungspflicht
Matricariae flos	oral	3,0	Zu 1 Tasse Aufguß	
	Mund-, Wundspülg.	3 %	Als Aufguß	
	Badezusatz	50,0	10 l Aufguß zu 1 Vollbad	
— extr. fld.	Mund-, Wundspülg.	1 %	100fach verdünnt	
— tinct.	Mund-, Wundspülg.	5 %	20fach verdünnt	
— aetheroleum	oral	0,1	5 Tropfen	
Mai(y)dis stigmata	oral	1,0	10,0 Abkochg. 10 %	
Mel. depurat.	oral	10,0		
Meliloti herba	oral	5,0	Entsprechend 1—10 mg	
— extr. fld.	oral	5,0	Cumarin	
Melissae fol.	oral	3,0	Zu 1 Tasse Aufguß	
— spiritus	Einreibg.	∅	Unverdünnt	
— spiritus comp.	oral	0,5		
	Einreibg.	∅	Unverdünnt	
— aetheroleum	oral	0,1		
	Einreibg.	1 %		
Menthae arvensis aetheroleum	wie Menthae piperitae			
Menthae crispae fol.	oral	1,5	Zu 1 Tasse Aufguß	
— — tinct. (20 %)	oral	2,5		
— — aetherol.	oral	0,1		
	Einreibg.	∅	Unverdünnt	
Menthae piperitae. fol.	oral	1,5	Zu 1 Tasse Aufguß, 2—4× tägl.	
— — tinct. (20 %)	oral	2,5	2—6× tägl.	
— — spiritus	oral	0,5	30 Tropfen	
	Mundtinct.	10 %	10fach verdünnt	
— — aetherol.	oral	0,1	4 Tropfen	
	Einreibg.	∅	Unverdünnt	
	Corrigens	0,1 %	Für Pulver u. Flüssigkeiten	
— — aqua	oral	10,0		
Menyanthis fol.	oral	1,0	Zu 1 Tasse Aufguß	

Arzneistoff mit Höchstdosen	Appli- kationen	Einzel- dosis (g) / Konz.	Dosierungshinweise / Bemerkungen	Aufberei- tung /Ver- schreibungs- pflicht
Mezerei cort.	Haut- reizsalbe	20 %	Cave!	
Millefolii flos	oral	1,0	Zu 1 Tasse Aufguß	
Millefolii herba — extr. fld. — extr. (sicc.)	oral oral Sitzbad oral	1,5 1,5 100 0,3	Zu 1 Tasse Aufguß 20 l	
Muirae Puamae lignum — — extr. fld. — — extr. (sicc.)	oral oral oral	0,5 0,5 0,1		
Myristicae arillus — tinct. — aetheroleum	oral oral oral Einreibg.	0,3 0,5 0,1 10 %	27 Tropfen	A —
Myristicae semen	oral	0,5		
Myrrha — ae tinct.	Zahnpulver Mundspülg. Schleimhaut- pinselg.	10 % 0,2 % ⊘	10 Tropfen auf 1 Glas Wasser Unverdünnt	
Myrtilli fruct. — — extr. fld.	oral oral	10,0 2,5	2—6× tägl.	
Myrtilli fol. — — extr. fld.	oral oral	2,5 2,5	Zu 1 Tasse Aufguß	A —
Nasturtii herba rec. — — (sicc.)	oral oral	10,0 2,0		
Nigellae semen	oral	1,0		
Oleum animale crud.	Wundöl	5 %		
Oleum petrae rectific.	Einreibg. Waschg.	20 % ⊘	Unverdünnt	

Arzneistoff mit Höchstdosen	Appli-kationen	Einzel-dosis (g) / Konz.	Dosierungshinweise / Bemerkungen	Aufberei-tung /Ver-schreibungs-pflicht
Ononidis herba	oral	1,5	Zu 1 Tasse Abkochg.	
Ononidis rad. — extr. fld.	oral oral	3,0 2,5	Zu 1 Tasse Abkochg., 2—4× tägl.	
Opium titratum 0,15!, 0,5! (DAB 9) — concentrat. 0,03!, 0,1! (DAB 6)	oral rect. oral s. c.	0,05 0,05 0,01 0,01		Rp
Opii extr. (sicc.) 0,075!, 0,25! (DAB 8)	oral rect.	0,025 0,025		Rp
Opii tinct. 1,5!, 5,0! (DAB 9) — tinct. crocata 1,5!, 5,0! (DAB 6)	oral oral	0,5 0,5	23 Tropfen 23 Tropfen	Rp Rp
Origani vulg. herba — aetheroleum	oral Breiumschlag Einreibg.	1,5 50 % 10 %	Zu 1 Tasse Aufguß	A —
Orthosiphonis fol.	oral	3,0	Zu 1 Tasse Aufguß, 2—4× tägl.	
Paeoniae flos	oral	1,0	Zu 1 Tasse Aufguß	A —
Paeoniae semen	oral	2,0		
Papaveris semen	oral	1,0	10,0 Emulsion 10 %	
Papaveris fruct. immatur.	oral	0,5	Bedenklich. Bei Säuglingen zu vermeiden	Rp
Papaveris fruct. matur. — sirupus	oral oral	0,5 5,0	Bedenklich	Rp
Passiflorae herba	oral	2,0	Zu 1 Tasse Aufguß, 2—3× tägl.	
Petasitidis rhiz. — extr. (sicc.)	oral oral	2,0 0,1		

Drogen — Pet—Pis

Arzneistoff mit Höchstdosen	Applikationen	Einzeldosis (g) / Konz.	Dosierungshinweise / Bemerkungen	Aufbereitung / Verschreibungspflicht
Petroselini fruct.	oral	1,0		A —
— aetheroleum	oral	0,1		
Petroselini herba	oral	2,0	Zu 1 Tasse Aufguß	
Petroselini rad.	oral	2,0		
Phaseoli (fruct. cortex) pericarpium	oral	5,0	Zu 1 Tasse Aufguß, 1—3× tägl.	
Phellandri fruct.	oral	1,0		
Picea aetheroleum	Inhalation Einreibung	⌀ 50 %	Unverdünnt	
Picea turiones rec.	oral Bad	2,0 250,0	Zu 1 Tasse Aufguß Für 1 Vollbad	
Pimentae fruct.	oral	0,5		
Pimpinellae radix	oral	3,0	Zu 1 Tasse Abkochg., 2—4× tägl.	
— extr. (sicc.)	oral	0,5		
— tinct.	oral Mundspülg.	5,0 10 %	10fach verdünnt	
Pini turiones	oral	2,5	Zu 1 Tasse Aufguß	
Pini aetheroleum	Inhalation Einreibg.	⌀ 50 %	Unverdünnt	
Piperis albi fruct.	oral	0,5		
Piperis methystici rhiz.	oral	0,5	Entsprechend 60—120 mg Kava-Pyrone als Tagesdosis	
— extr. fld.	oral	0,5		
Piperis nigri fruct.	oral	0,2		
Piscidiae radic. cort.	oral	2,0		
— extr. fld.	oral	2,0		

Teil B

Drogen

B

Pis—Pri Drogen 212

Arzneistoff mit Höchstdosen	Applikationen	Einzeldosis (g)/ Konz.	Dosierungshinweise/ Bemerkungen	Aufbereitung/Verschreibungspflicht
Piscium colla	oral	5,0	10 % als Gallerte	
Pix betulina	oral	0,2		
— Fagi	Einreibg.	10 %		
— Juniperi	Salbe	20 %		
— liquida	Pinselg.	⌀	Unverdünnt	
— lithanthracis	nur äußerlich wie oben			
Plantaginis lanceol. herba	oral	2,0	Abkochg. 5 %	
— extr. fld.	oral	1,0		
— sirupus	oral	10,0		
Plantaginis maioris. herb.	Einnahme	1,0		
Plantaginis ovatae testa	oral	10 g	Mit reichlich Flüssigkeit	
Podophylli rhiz.	oral	0,5	Drastisches Laxans. Vorsicht!	Rp
— resina (= Podophyllinum) 0,05!, 0,2! (2. AB-DDR) 0,05, 0,1! (P. I.)	oral	0,02		
Polygalae radix	oral	1,5	Zu 1 Tasse Abkochg., 1—2× tägl.	
— extr. fld.	oral	1,0	1—3× tägl.	
— extr. (sicc.)	oral	0,2		
— tinct.	oral	2,5	1—3× tägl.	
— sirupus	oral	10,0		
Polygoni avicul. herba	oral	2,0	Zu 1 Tasse Abkochg., 2—3× tägl.	
Polygoni bistortae rad.	oral	1,0	10,0 Abkochg. 10 %	
Polypodii rhiz.	oral	1,5	10,0 Abkochg. 10 %	
Potentillae anserinae	oral	2,0	Zu 1 Tasse Aufguß, 2—3× tägl.	
Primulae flos	oral	1,0	Zu 1 Tasse Aufguß, 2—4× tägl.	

Arzneistoff mit Höchstdosen	Appli-kationen	Einzel-dosis (g) / Konz.	Dosierungshinweise / Bemerkungen	Aufberei-tung /Ver-schreibungs-pflicht
Primulae rad. — extr. fld. — extr. (sicc.) — tinct.	oral oral oral oral	0,5 0,5 0,1 1,5	30,0 Abkochg. 1,5 %, 1—3× tägl. 1—2× tägl.	
Pruni spinosae flos	oral	1,0	Zu 1 Tasse Aufguß	A —
Pruni spinosae fruct.	oral	2,0	Zu 1 Tasse Aufguß, 1—2× tägl.	
Psyllii semen	oral Schleim	20,0 10 %	Mit reichlich Flüssigkeit, 1× tägl.	
Pulmonariae herba	oral	1,5	Zu 1 Tasse Abkochg.	A —
Pulsatillae herba — extr. (sicc.)	oral oral	0,2 0,1	 Vorsicht	A —, Rp
Pyrethri flos	s. Chrysanthemi cinerarifol. extr.			
Pyrethri romani rad.	Mundspülg.	1 %	Als Abkochg.	
Quassiae cortex	oral	0,5	Für 1 Tasse Macerat.	
Quassiae lignum — extr. — tinct.	oral oral oral	0,5 0,1 1,0	10,0 Abkochg. 5 %	
Quebracho cortex — extr. fld. — extr. (sicc.) — tinct.	oral oral oral oral	1,0 1,0 0,2 2,5		
Quercus cortex	oral Waschg. Badezusatz oral	1,0 10 % 500,0 2,5	10,0 Abkochg. 10 % Als Abkochg. zu 1 Vollbad	
Quercus semen tost.	oral	3,0	Zu 1 Tasse Abkochg.	
Quillajae cortex — tinct.	oral oral	0,2 1,0	10,0 Abkochg. 2 %	

Arzneistoff mit Höchstdosen	Appli-kationen	Einzel-dosis (g)/ Konz.	Dosierungshinweise/ Bemerkungen	Aufberei-tung/Ver-schreibungs-pflicht
Raphani sativi radix	Preßsaft	50,0		
Ratanhiae rad.	oral	1,0		
— extr. (sicc.)	oral	0,2		
	Mundspülg.	5 %		
	rect.	5 %		
— tinct.	Mundspülg.	5 %	20fach verdünnt	
	Pinselg.	⌀	Unverdünnt	
Rauwolfiae rad.	oral	0,2	Entspr. 0,002 Gesamtalkaloide	Rp
— extr. fld.	oral	0,1		
— extr. (sicc.)	oral	0,02		
Rhamni cathartic. fruct.	oral	2,0	30,0 Abkochg. 10 %, 1—2× tägl.	
Rhamni purshianae cort.	oral	2,0	20,0 Abkochg. 10 %	
— — extr. fld.	oral	2,0		
— — extr. (sicc.)	oral	0,5		
Rhei rad.	oral	1,0	Als Laxans	
	oral	0,25	Als Stomachicum	
— extr. fld.	oral	1,0	Als Laxans	
	oral	0,25	Als Stomachicum	
— extr. (sicc.)	oral	0,5	Als Laxans	
	oral	0,2	Als Stomachicum	
— extr. compos.	oral	0,5	Als Laxans	
— tinct. aquosa	oral	2,5	Als Stomachicum	
— tinct. vinosa	oral	2,5	Als Stomachicum	
— sirupus	oral	10,0		
Rhoeados flos	oral	1,0	Zu 1 Tasse Aufguß	A —
Rhois aromatic. radic. cort.	oral	1,0		
— — extr. fld.	oral	1,0		
— — tinct.	oral	2,5		
Ribis nigrae fol.	oral	1,5	Zu 1 Tasse Aufguß	
Ricini oleum	oral	10,0		

Arzneistoff mit Höchstdosen	Appli-kationen	Einzel-dosis (g) / Konz.	Dosierungshinweise / Bemerkungen	Aufberei-tung / Verschreibungs-pflicht
Rosae flos	oral Waschg.	1,0 1 %	Zu 1 Tasse Aufguß, 1—2× tägl. Als Aufguß	
Rosmarini flos	oral	0,5	Zu 1 Tasse Aufguß	
Rosmarini fol. — spiritus — aetheroleum	oral Waschg. Einreibg. oral Einreibg. Badezusatz	2,0 1 % ∅ 0,05 10 % 2,0	Zu 1 Tasse Aufguß, 2—3× tägl. Als Aufguß Unverdünnt 4 Tropfen, 2—4× tägl. Auf 1 Vollbad	
Rubi fruticos fol.	oral	1,5	Zu 1 Tasse Aufguß	
Rubi Idaei fol.	oral	1,5	Zu 1 Tasse Aufguß	
Rubiae tinctor. rad.	oral	1,0	Entsprechend 0,01 Hydroxyan raceum derivate	
Rusci aculeat. rhiz. extr. sicc.	oral	0,3	Nach den Mahlzeiten, entsprechend 0,007—0,0011 Gesamttruscogenine	
Rutae fol. — aetheroleum	oral Einreibg.	0,5 10 %	Tagesdosis nicht mehr als 1,0 Einnahme bedenklich	A —
Sabadillae acetum	Waschg.	∅	Kopfläusemittel	
Sabal fruct. — — extr. fld.	oral oral	1,0 1,0		
Sabinae summitates — extr. (sicc.) — aetheroleum	Hautsalbe Haut-reizsalbe Einreibg.	50 % 10 % 1 %	Vorsicht. Oral gefährlich! Höchstens 0,2 Aetherol.! Oral gefährlich!	Rp, orale Anwendung
Salep tuber	oral Schleim	1,0 1 %	Auf 1 Tasse Abkochg.	
Salicis cortex	oral	1,0		

Sal—Sat   Drogen 216

Arzneistoff mit Höchstdosen	Applikationen	Einzeldosis (g)/ Konz.	Dosierungshinweise / Bemerkungen	Aufbereitung /Verschreibungspflicht
Salviae fol.	oral	2,0	Zu 1 Tasse Aufguß, 2—3× tägl.	
	Mundspülg.	2,5 %	Als Aufguß	
— extr. fld.	oral	0,5	2—6× tägl.	
	Mundspülg.	1 %	100fach verdünnt	
— tinct.	oral	2,5	1—3× tägl.	
	Mundspülg.	5 %	20fach verdünnt	
	Pinselg.	∅	Unverdünnt	
— aetheroleum	oral	0,1	3 Tropfen, 1—3× täglich	
Salviae trilobae fol.	wie Salviae fol.			
Sambuci flos	oral	3,0	Zu 1 Tasse Aufguß	
Sambuci fruct.	oral	10,0		
Saniculi herba	oral	2,0	Zu 1 Tasse Abkochg., 2—4× tägl.	
Santali albi lign.	oral	5,0	15 Tropfen zu 1 Tasse Abkochg.	
— — aetheroleum	oral	0,5		
Saponariae rub. rad.	oral	0,5	30,0 Abkochg. 1,5 % 3× tägl.	
Saponariae albae rad.	oral	0,5	30,0 Abkochg. 1,5 %	
Sarothamni scopar. herba	s. Cytisi scoparii herba			
Sarsaparillae rad.	oral	1,5	Zu 1 Tasse Aufguß	A —
— extr. fld.	oral	1,5		
— extr. (sicc.)	oral	0,3		
— tinct.	oral	2,5		
Sassafras radic. cort.	oral	1,0	10,0 Abkochg. 10 %	
— tinct.	oral	2,5	Cave! Safrol	
— aetheroleum	oral	0,1		
Sassafras lignum	wie Sassafras radic cort.			
Saturejae herba	oral	1,5	Zu 1 Tasse Aufguß	
	Mundspülg.	5 %	Als Aufguß	

Arzneistoff mit Höchstdosen	Appli-kationen	Einzel-dosis (g) / Konz.	Dosierungshinweise / Bemerkungen	Aufberei-tung / Ver-schreibungs-pflicht
Scammonium	oral	0,3	Drasticum	Rp
Scillae pulvis normatus 0,5!, 1,0! (P. I.)	oral (Erhaltungs-dosis)	0,1	0,1—0,5 pro Tag als Erhaltungsdosis (P. I.)	
— extr. fld. — extr. (sicc.) — tinct.	oral entspre-chend pulv. normat.	0,1		
Secalis cornuti pulv. normat 1,5!, 3,0! (ÖAB 9) 1,0!, 5,0! (P. I.)	oral	0,5		A —, Rp
— — extr. fld. — — extr. (sicc.) — — tinct.	oral entspr. pulv. nor-mat.	0,5		
Senegae rad.	s. Polygalae radix			
Sennae fol. — extr. fld. — extr. (sicc.) — sirupus	oral oral oral oral	1,0 1,0 0,2 10,0	10,0 Aufguß 10 % Entspr. 0,025 Sennoside	
Sennae fructus — — extr. (sicc.)	oral oral	1,0 0,2	Als Macerat. Entspr. 0,025 Sennoside	
Serpentariae rad.	oral	1,0		
Serpylli herba — extr. fld. — aetheroleum	oral Umschlag oral Einreibg.	2,0 5 % 1,5 10 %	Zu 1 Tasse Aufguß Als Aufguß	
Simarubae cortex — extr. fld.	oral oral	1,0 1,0		
Sinapis albae semen	Breiumschlag ⌀		Unverdünnt	

Arzneistoff mit Höchstdosen	Applikationen	Einzeldosis (g) / Konz.	Dosierungshinweise / Bemerkungen	Aufbereitung / Verschreibungspflicht
Sinapis nigrae semen	Umschlag (Wickel)	5 %	Als Aufguß	
	Breiumschlag	∅	Unverdünnt	
	Badezusatz	100,0	Auf 1 Vollbad	
— spiritus	Einreibg.	∅	Unverdünnt	
— aetheroleum	Einreibg.	2 %		
Solidaginis virgaureae herba	oral	3,0	Zu 1 Tasse Aufguß, 2—4× tägl.	
Sophorae flos	oral	0,5	Bis 3,0 pro Tag	
Sorbi aucupar. fruct.	oral	10,0		A —
Species aromaticae	Waschg.	1 %	Als Aufguß	
	Umschlag	10 %	Als Aufguß	
	Kräuterkissen	∅		
— carminativ.	oral	1,5	1 Teelöffel auf 1 Tasse Aufguß	
— diureticae	oral	6,0	1 Eßlöffel auf 1 Tasse Abkochg.	
— laxantes	oral	1,5	1 Teelöffel auf 1 Tasse Kaltaufguß	
— nervinae	oral	2,0	1 Teelöffel auf 1 Tasse Aufguß	
— pectorales	oral	1,5	1 Teelöffel auf 1 Tasse Aufguß	
Spiraeae flos	oral	1,0	Zu 1 Tasse Abkochg.	
Spiraeae herba	oral	1,5	Zu 1 Tasse Abkochg.	
Spiritus formicarum	oral	0,5	25 Tropfen	
	Einreibg.	∅	Unverdünnt	
	Badezusatz	150,0	Auf 1 Vollbad	
Spiritus russicus	Einreibg.	∅	Unverdünnt	
— saponato-camphoratus	Einreibg.	∅	Unverdünnt	
— saponis kalini	Einreibg.	∅	Unverdünnt	
Stoechados flos	s. Helichrysi flos			

Arzneistoff mit Höchstdosen	Applikationen	Einzeldosis (g)/ Konz.	Dosierungshinweise / Bemerkungen	Aufbereitung/Verschreibungspflicht
Stramonii pul. normat. 0,2!, 0,6! (2. AB-DDR) — extr. (sicc.) — fol. nitrata	oral Rauchmittel oral Räuchermittel	0,05 1,0 0,01 ⌀	Etwa 5,0 zu 1 Räucherg.	A —, Rp
Stramonii semen 0,2!, 0,6! (Helv. V) — semin. tinct.	oral oral	0,05 0,3		A —, Rp
Strophanthi (grati) semen — tinct. 0,5!, 1,5! (DAB 6)	oral oral	0,01 0,1	Mindestgehalt 4 % Quabain 5 Tropfen	Rp
Strychni semen 0,1!, 0,2! (DAB 6 und ÖAB 9) — extr. (sicc.) 0,01!, 0,1! (DAB 6) — tinct. 1,0!, 2,0! (2. AB-DDR)	oral oral oral	0,05 0,01 0,25	14 Tropfen	A —, Rp
Succini oleum rectific	oral	0,5		
Syzygii cumini cortex — — extr. fld.	oral oral	1,5 1,5		
Symphyti rad.	Breiumschlag Salbe	⌀ 10 %	Unverdünnt	
Sepiae ossa	Zahnpulver	20		
Tamarindorum pulpa	oral	30,0		
Tanaceti flos	s. Chrysanthemi vulgaris flos			
Tanaceti herba	s. Chrysanthemi vulgaris herba			

Arzneistoff mit Höchstdosen	Appli- kationen	Einzel- dosis (g)/ Konz.	Dosierungshinweise/ Bemerkungen	Aufberei- tung/Ver- schreibungs- pflicht
Taraxaci rad. c. herba	oral	2,0	20,0 Abkochg. 10%	
— extr. fld.	oral	1,0		
— extr. (sicc.)	oral	0,2		
— tinct.	oral	1,0		
Terebinthina	Hautsalbe	20%		
Terebinthinae aetherol. rect.	Inhalation	⌀	Unverdünnt	
	Einreibg.	50%		
Terebinthina laricina	oral	0,3		
	Hautsalbe	20%		
Teucrii herba	oral	1,5	Zu 1 Tasse Aufguß	
Thymi herba	oral	1,5		
	Umschlag	5%	Als Aufguß	
— extr. fld.	oral	1,0	1—2× tägl.	
— sirupus	oral	10,0		
— sirupus composit.	oral	10,0		
— aetheroleum	oral	0,1		
	Einreibg.	10%		
	Badezusatz	2,0	Auf 1 Vollbad	
Thujae summitates	Hautsalbe	50%	Vorsicht: Thujon	
— tinct.	Pinselg.	⌀	Unverdünnt. Nicht mehr als 0,5	
Tiliae flos	oral	1,0	Zu 1 Tasse Aufguß, 2—4× tägl. Heiß zu trinken	
Tinct. compos.				
Tinct. amara	oral	1,0		
— aromatic	oral	1,0		
— — amara	oral	1,0		
— carminativa	oral	1,0		
— haemostyptica	oral	5,0		

Arzneistoff mit Höchstdosen	Appli- kationen	Einzel- dosis (g)/ Konz.	Dosierungshinweise/ Bemerkungen	Aufberei- tung/Ver- schreibungs- pflicht
Tormentilae rhiz.	oral	2,0	Auf 1 Tasse Abkochg., 2—3× tägl.	
— extr. fld.	oral	1,5		
— extr. (sicc.)	oral	0,2		
	Mundspülg.	1%		
	rect.	1%		
— tinct.	Mundspülg.	1%	20fach verdünnt	
	Pinselg.	⌀	Unverdünnt	
Tragacantha	oral	1,0		
	rect.	1%		
	Schleim	1%		
Trifolii arvens. herba	oral	1,5		
Trifolii fibrini fol.	s. Menyanthis folium			
Turpethi rad.	oral	3,0	1× abends	
Urticae herba	oral	4,0	Zu 1 Tasse Abkochg.	
	Haarwasser	5%	Als Abkochg.	
— extr. fld.	oral	4,0		
— extr. (sicc.)	oral	0,3		
Urticae radix	oral	2,0	Zu 1 Tasse Aufguß, 2—3× tägl.	
Uvae ursi fol.	oral	3,0	Entsprechend 150 mg	
— — extr. fld.	oral	2,0	Arbutin	
— — extr. (sicc.)	oral	0,4		
Vanilla saccharata (10% Vanill. fruct.)	oral	5,0		
Vanillae tinct.	oral	2,5		
Valerianae rad.	oral	2,5	Zu 1 Tasse Abkochg	
— extr. fld.	oral	2,0		
— extr. (sicc.)	oral	0,5		
— tinct.	oral	5,0		
— aetheroleum	oral	0,1		
Veratri rhiz.	Niespulver	10%		Rp
— tinct.	oral	0,2	10 Tropfen	

Arzneistoff mit Höchstdosen	Appli-kationen	Einzel-dosis (g)/ Konz.	Dosierungshinweise/ Bemerkungen	Aufberei-tung/Ver-schreibungs-pflicht
Verbasci Flos	oral	1,0	Zu 1 Tasse Aufguß	
Verbenae herba	oral	1,5	Zu 1 Tasse Aufguß	A —
Veronicae herba	oral	1,5	Zu 1 Tasse Aufguß	A —
Viburni pruniifol. cort.	oral	1,0		
— — extr. fld.	oral	1,0		
Vincae minoris herba	oral	1,0		A —
Violae odorat. flos	oral	1,0	Zu 1 Tasse Aufguß	
Violae odorat. rhiz.	oral	1,0	10,0 Abkochg. 10 %	
Violae tricolor. flos	oral	1,0	Zu 1 Tasse Aufguß	
Violae tricolor. herba	oral	1,5	Zu 1 Tasse Aufguß	
Visci albi herba	oral	2,5	Zu 1 Tasse Kaltauszug	A —
— — extr. fld.	oral	0,5		
— — tinct. (20 %)	oral	2,5		
Vitis Idaei fol.	oral	2,0	Zu 1 Tasse Aufguß	
Yohimbe cort.	oral	0,5		A —
Zedoariae rhiz.	oral	1,0		A —
— extr. (sicc.)	oral	0,2		
— tinct.	oral	2,5		
Zingiberis rhiz.	oral	1,0	2—4× tägl.	
— tinct.	oral	1,0		

Anhang

1. Drogen-Synonymverzeichnis lateinisch—deutsch

A

Abrotani herba — Eberrautenkraut
Absinthii herba — Wermutkraut
Acaciae flos — s. Pruni spinosae flos
Acaciae gummi — Gummi, arabisches
Acetum — Essig
Acetum pyrolignosum rectifactum — Holzessig, Gereinigter
Aconiti tuber — Eisenhutknollen
Adonidis pulvis normatus — Adonispulver, Eingestelltes
Agar — Agar-Agar
Agni casti fructus — Mönchspfefferkörner, Keuschlammkörner
Agrimoniae herba — Odermennigkraut
Alchemillae herba — Frauenmantelkraut
Allii cepa bulbus — Zwiebel
Allii sativi bulbus recens — Knoblauchzwiebel, Frische
Aloe capensis — Cap Aloe
Aloe barbadensis — Curacao-Aloe
Aloinum — Aloin
Althaeae flos — Eibischblüten
Althaeae folium — Eibischblätter
Althaeae radix — Eibischwurzel
Ammeos visnagae fructus — Ammi-visnaga-Früchte, Khellafrüchte
Ammoniacum — Ammoniakgummi (Armenisches)
Amygdalarum amararum aqua — Bittermandel-Wasser
Amyla — Stärke
Anethi fructus — Dillfrüchte
Angelicae radix — Angelikawurzel, Engelwurzel
Angosturae cortex — Angosturarinde
Anisi fructus — Anis
Anisi stellati fructus — Sternanisfrüchte
Anserini herba — s. Potentillae anserinae herba
Anthemidis flos — s. Charmomillae romanae flos
Apocyni cannabini rhizoma — Kanadische Hanfwurzelknollen
Arecae semen — Arecasamen-Betelnuß
Arnicae flos — Arnikablüten
Artemisae herba — Beifußkraut
Artemisiae radix — Beifußwurzel
Asa foetida — Asant, Teufelsdreck
Asari rhizima — Haselwurz-Wurzelstock
Asperulae herba — Waldmeistekraut
Aurantii flos — Pomeranzenblüten (Orangenblüten)
Aurantii folium — Bitterorangenblätter
Aurantii fructus immaturus — Pomeranzen, Unreife
Aurantii pericarpium — Pomeranzenschale (Orangenschale)
Avenae sativae herba — Hafer

B

Balsamum Copaivae — Copaiva-Balsam
Balsamum peruvianum — Perubalsam
Balsamum tolutanum — Tolubalsam
Bardani radix — Klettenwurzel
Basilici herba — Basilikumkraut
Belladonna pulvis normatus — Belladonnapulver, Eingestelltes; Tollkirschenpulver
Belladonnae radix — Belladonna-, Tollkirschenpulver
Belladonna radix — Belladonna-, Tollkirschenwurzel
Benzoe (tonkinensis) — Benzoe
Bergamottae aetheroleum — Bergamottöl
Betulae folium — Birkenblätter
Boldo folium — Boldoblätter
Boraginis herba — Borretschkraut, Gurkenkraut
Bryoniae radix — Zaunrübenwurzel
Barosmae folium — Buccoblätter
Bursae pastoris herba — Hirtentäschelkraut

C

Calami rhizoma — Kalmuswurzelstock
Calcatrippae flos — Rittersporneblüten
Calendulae flos — Ringelblumenblüten
Callunae herba — s. Ericae, herba
Campechianum lignum — Kampecheholz, Blauholz
Camphora — Campher, Kampfer
Cantharides — Spanische Fliegen
Capilli veneris herba — Frauenhaar, Venushaar
Capsici fructus acer — Cayennepfeffer
Cardamomi fructus — Kardamomen
Cardui benedicti herba — s. Cnici benedicti herba
Cardui mariae fructus — Mariendistelfrüchte

Anhang

Cardui mariae herba — Mariendistelkraut
Caricae fructus — Feigen
Caricis rhizoma — Sandriedgraswurzelstock
Carlinae radix — Eberwurzel
Carrageen — Karrageen, Irländisches Moos
Carvi fructus — Kümmel
Caryophylli flos — Gewürznelken
Caryophyllatae radix — Nelkenwurzel
Cascarae sagradae cortex — s. Rhamni Purshianae cortex
Cascarillae cortex — Kaskarillrinde
Cassiae fistulae fructus — Brotfrucht
Castaniae folium — Kastanienblätter (Edel-)
Catechu — Katechu (aus Acacia catechu)
Centaurii herba — Tausendgüldenkraut
Ceratoniae fructus — Johannisbrot
Chamaedryos herba — Edelgamanderkraut
Cetrariae — s. Lichen islandicus
Chamomillae flos — s. Matricariae flos
Chamomillae romanae flos — Römische Kammenblüten
Chaulmoograe oleum — Chaulmoograöl
Chelidonii herba — Schöllkraut
Chelidonii radix — Schöllrautwurzel
Chenopodii ambrosioides herba — Mexikanisches Traubenkraut, Jesuitenkraut
Chenopodii aetheroleum — Chenopoidiumöl
Chinae cortex — s. Cinchonae succirubrae cortex
Chrysanthemi cinerarifol. herba — Insektenblütenkraut
Chrysanthemi vulgaris flos — Rainfarnblüten
Chrysanthemi vulgaris herba — Rainfarnkraut
Chrysarobin — Chrysarobin, Goapulver, Gereinigtes
Cichoriae racemosae radix — Wegwartenwurzel, Zichorienwurzel
Cimifugae racemosae rhizoma — Cimifugawurzelstock
Cinae flos — Zitwerblüten, Wurmsamen
Cinchonae succirubrae cortex — Chinarinde, Fieberrinde
Cinnamomi (ceylanici) cortex — Zimt
Citri pericarpium — Zitronenschalen
Citri sinensis pericarpium — Orangenschalen
Citronellae aetheroleum — Zitronenöl
Cnici benedicti herba — Benediktenkraut, Bitterdistelkraut
Cochleariae herba — Löffelkraut
Coffeae carbo — Kaffeekohle
Colae semen — Kolasamen
Colchici semen — Herbstzeitlosensamen
Colla piscium — s. Piscium colla
Colocynthidis fructus — Koloquinten
Colombo radix — Kolombowurzel
Colophonium — Kolophonium
Conchae praeparatae — Austernschalen
Condurango cortes — Condurangorinde
Consolidae radix — s. Symphyti radix

Convallariae pulvis normatus — Maiglöckchenpulver, Eingestelltes
Convolvuli herba — Ackernwindenkraut
Coriandri fructus — Korianderfrüchte
Crataegi fructus — Weißdornbeeren
Crataegi folium cum flore — Weißdornblätter mit Blüten
Croci stigma — Safran
Crotonis oleum — Krotonöl
Cubebae fructus — Kubeben
Curcurbitae peponis semen — Kürbissamen
Cumini fructus — Kreuzkümmel
Cupressi aetheroleum — Zypressenöl
Curcumae longae rhizoma — Curcumawurzelstock, Gelbwurz
Curcumae xanthorrhizae rhizoma — Javanische Gelbwurz
Cyani flos — Kornblumenblüten
Cydoniae semen — Quittenkerne
Cynarae folium — Artischockenblätter
Cynosbati fructus sine semine — Hagebutten
Cynosbati semen — Hagebuttenkerne
Cytisi scoparii herba — Besenginsterkraut

D

Dictamni radix — Diptamwurzel
Digitalis lanatae pulvis normatus — Eingestelltes Digiatalis-lanata-Pulver-Wolliger Fingerhut
Digitalis purpureae pulvis normatus — Eingestelltes Digitalis purpureae-Pulver-Roter Fingerhut
Droserae herba — Sonnentaukraut
Dulcamarae stipites — Bittersüß-Stengel
Ebuli radix — Attichwurzel
Echinaceae radix recens — Sonnenhutwurzel, Frische
Elemi resina — Manila-Elemi
Eleuterococci radix — Eleutherococcuswurzel
Ephedrae herba — Ephedrakraut, Meerträubelkraut
Equiseti herba — Schachtelhalmkraut, Zinnkraut
Erica herba — Heidekraut, Erikakraut
Erucae semen — s. Senapis albae semen
Eschholtziae herba — Mohnkraut, Kalifornisches
Eucalypti folium — Eukalyptusblätter
Euphrasiae herba — Augentrostkraut
Euphorbium — Euphorbium

E

Fabianae herba Pichi — Pichikraut
Faex medicinalis — s. Trockenhefe aus Saccaromyces cerevisiae
Farfarae flos — Huflattichblüten
Farfarae folium — Huflattichblätter
Fel tauri — Galle vom Rind, Ochsengalle

Drogen-Synonymverzeichnis lateinisch—deutsch

Filicis (maris) rhizoma — Wurmfarnwurzelstock
Foeniculi fructus — Fenchel
Foenocgraeci semen — Bockshorn(klee)samen
Fragariae folium — Erdbeerblätter
Frangulae cortex — Faulbaumrinde
Fucus (vesiculosus) — (Blasen)-Tang
Fumariae herba — Erdrauchkraut

G

Galangae rhizoma — Galgantwurzelstock
Galegae herba — Geißrautenkraut
Galeopsidis herba — Hohlzahnkraut
Gallae — Galläpfel
Gaultheriae aetheroleum — Gaultheriaöl
Gelsemii rhizoma — Gelsemiawurzelstock
Genistae tinctoriae herba — Färberginsterkraut
Gentianae radix — Enzianwurzel
Geranii Robertiani herba — Ruprechtsstorchschnabelkraut
Gingko bilobae folium — Gingoblätter
Ginseng radix — Ginsengwurzel
Gossypi radicis cortex — Baumwollwurzelrinde
Graminis rhizoma — Queckenwurzelstock
Graminum flos — Heublumen
Gratiolae herba — Gottesgnadenkraut
Grindeliae herba — Grindelienkraut
Guajaci lignum — Guajakholz
Guajaci resina — Guajakharz
Guarana (pasta) — Guaranapaste
Gummi arabicum — s. Acaciae gummi
Gummi Sterculiae (= Karaya) — Sterculiagummi, Indischer Traganth
Guttapercha — Guttapercha

H

Hamamalidis cortex — Hamamelisrinde
Hamamalidis folium — Hamamelisblätter
Harpagophyti radix — Teufelskrallenwurzel
Harongae extractum — Harongoextrakt (Drachenblutbaum)
Hederae helicis folium — Efeublätter
Hederae terrestris herba — Gundelrebenkraut
Helenii rhizoma — Alantwurzelstock
Helichrysi flos — Rührkrautblüten
Hellebori nigri rhizoma — Christrosenwurzelstock, Schwarze Nieswurzel-Wurzelstock
Hepaticae herba — Leberblümchenkraut
Herniariae herba — Bruchkraut
Hibisci flos — Hibiscusblüten
Hippocastani cortex — Roßkastanienrinde
Hippocastani semen — Roßkastaniensamen
Hippoglossi jecoris oleum — Heilbuttleberöl
Hordei decortati semen — Graupen, Rollgerste
Hydrastis rhizoma — Hydrastiswurzelstock, Goldsiegelwurzelstock

Hyoscyami pulvis normatus — Hyoscyamuspulver, Eingestelltes; Bilsenkrautblätter
Hyoscyamisemen — Bilsenkrautsamen
Hyperici herba — Johanniskraut
Hyperici flos — Johanniskrautblüten
Hyssopi herba — Ysopkraut

I

Ignatii fabae — Ignatiusbohnen
Imperatoriae rhizoma — Meisterwurz-Wurzelstock
Ipecacuanhae pulvis normatus — Ipecacuanhapulver, Eingestelltes; Brechwurzel
Ivae morschata herba — Muschusschafgarbenkraut

J

Jaborandi folium — Jaborandiblätter
Jalapae tuber — Jalapenwurzelknollen
Jalapae resina — Jalapenharz
Jecoris oleum — Lebertran
Jecoris Hippoglossi oleum — Heilbuttleberöl
Juglandis folium — Walnußblätter
Juniperi lignum — Wacholderholz

K

Kava-Kava rhizoma — s. Piperis methystici rhizoma

L

Lamii albi flos — Weiße Taubnesselblüten
Laricis fungus — Lärchenschwamm
Lauri fructus — Lorbeeren
Lavandulae flos — Lavendenblüten
Leonurae cardiacae — Herzgespannkraut
Lespedezae (capitatae) herba — Lespedezakraut
Levisti radix — Liebstöckelwurz
Lichen islandicus — Isländisches Moos
Linariae herba — Leimkraut
Lini semen — Leinsamen
Lini seminis placenta — Leinkuchen
Lini oleum — Leinöl
Liquiritiae radix sine cortice — Süßholzwurzel, Geschälte
Lobeliae herba — Lobelienkraut
Lupuli glandulae — Hopfendrüsen
Lupuli strobuli — Hopfenzapfen, Hopfenblüten
Lycopi herba — Wolfstrappkraut
Lycopodii herba — Bärlappkraut

M

Macis — s. Myristicae arillus
Majoranae herba — Majorankraut

Anhang

Malvae folium — Malvenblätter
Malvae flos — Malvenblüten
Manna — Manna
Mari herba — s. Teucrii herba
Marrubii (albae) herba — Andornkraut
Mate folium — Mateblätter
Matico folium — Maticoblätter
Matricariae flos — s. Chamomillae flos
Maydis stigma — Maisgriffel, Maishaar
Mel depuratum — Honig, Gereinigter
Meliloti herba — Steinkleekraut, Honigkleekraut
Melissa folium — Melissenblätter
Menthae arvensis aetheroleum — Minzöl
Mentahe crispae folium — Krauseminzblätter
Menthae piperitae folium — Pfefferminzblätter
Menyanthis flos — Bitterkleeblätter
Mezerei cortex — Seidelbastrinde
Millefolii flos — Schafgarbenblüten
Millefolii herba — Schafgarbenkraut
Muirae Puamae lignum — Potenzholz
Myristicae arillus — Muskatblüte
Myristicae semen — Muskatsamen
Myrrha — Myrrhe
Myrtilli folium — Heidelbeerblätter
Myrtilli fructus — Heidelbeeren

N

Nasturtii herba — Brunnenkressenkraut
Nigellae semen — Schwarzkümmel

O

Oleum animale crudum — Tieröl, Rohes
Oleum petrae rectificatum — Petroleum, Gereinigtes
Ononidis herba — Hauhechelkraut
Ononidis radix — Hauhechelwurzel
Opium titratum — Opium, Eingestelltes
Origani herba — Dostenkraut
Orthosiphonis folium — Orthosiphonblätter, Indischer Nierentee

P

Paeoniae flos — Pfingstrosenblüten
Paeoniae semen — Pfingstrosensamen
Papaveris semen — Mohnsamen
Papaveris fructus immaturus — Mohnköpfe, Unreife
Papaveris fructus maturus — Mohnköpfe, Reife
Passiflorae herba — Passionsblumenkraut
Petasitidis rhizoma — Pestwurz-Wurzelstock
Petroselini fructus — Petersilienfrüchte
Petroselini herba — Petersilienkraut
Petroselini radix — Petersilienwurzel
Phaseoli (fructus cortex) pericarpium — Bohnenhülsen, Samenfreie

Phellandri fructus — Wasserfenchelfrüchte
Picea aetheroleum — Fichtennadelöl
Picea turiones rec. — Frische Fichtenspitzen
Pimenti fructus — Nelkenpfefferfrüchte
Pimpinellae radix — Bibernellwurzel
Pini turiones — Kiefernsprossen
Pini aetheroleum — Kiefernnadelöl
Piperis albi fructus — Pfefferfrüchte, Weiße
Piperis methystici rhizoma — Kava-Kava-Wurzelstock
Piperis nigri fructus — Pfefferfrüchte, Schwarze
Piscidiae radicis cortex — Piscidienwurzelrinde
Piscium colla — Hausenblase
Pix betulina — Birkenteer
Pix Fagi — Buchenteer
Pix Juniperi — Wacholderteer
Pix liquida — Holzteer
Pix lithanthracis — Steinkohlenteer
Plantaginis lanceolati folium — Spitzwegerichblätter
Plantaginis ovatae test — Indischer Flohsamen
Plantaginis majoris herba — Breitwegerichkraut
Podophylli rhizoma — Podophyllwurzelstock
Polygalae radix — Bittere Kreuzblumenkraut
Polygoni avicularis herba — Vogelknöterichkraut
Polygoni bistorti radix — Schlangenknöterichwurzel
Polypodii rhizoma — Engelsüßwurzelstock
Potentillae anserinae herba — Gänsefingerkraut
Primulae flos — Schlüsselblumenblüten
Primulae radix — Primelwurzel, Schlüsselblumenwurzel
Pruni spinosae flos — Schlehdornblüten
Pruni spinosae fructus — Schlehdornfrüchte
Psylii semen — s. Plantaginis ovatae testa
Pulmonariae herba — Lungenkraut
Pulsatillae herba — Küchenschellenkraut
Pyrethri flos — s. Chrysanthemum cinerarrifolium
Pyrethri romanae radix — Bertramwurzel

Q

Quassiae cortex — Quassiarinde, Bitterholzrinde
Quassiae lignum — Quassiaholz, Bitterholz
Quebracho cortex — Quebrachorinde
Quercus cortex — Eichenrinde
Quercus semen tostum — Eichelkaffee
Quillajae cortex — Seifenrinde, Panamarinde

R

Raphani sativi radix — Rettich
Ratanhiae radix — Ratanhiawurzel
Rauwolfiae radix — Rauwolfiawurzel
Rhamni catharticae fructus — Kreuzdornbeeren
Rhamni Purshianae cortex — Cascararinde, Amerikanische Faulbaumrinde
Rhei radix — Rhabarber

Drogen-Synonymverzeichnis lateinisch—deutsch

Rhoeados flos — Klatschmohnblüten
Rhois aromaticae radicis cortex — Gewürzsumach-Wurzelrinde
Ribis nigrae folium — Johannisbeerblätter, Schwarze
Ricini oleum — Rizinusöl
Rosae flos — Rosenblütenblätter
Rosmarini flos — Rosmarinblüten
Rosmarini folium — Rosmarinblätter
Rubi fruticosae folium — Brombeerblätter
Rubi idaei folium — Himbeerblätter
Rubiae tinctorum radix — Krappwurzel, Färberwurzel
Rusci aculeati extractum — Mäusedorn-Extrakt
Rutae (graveolantis) herba — (Garten)-Rautenkraut

S

Sabadillae semen — Sabadillsamen
Sabal fructus — Sabalfrüchte
Sabinae summitates — Sadebaumspitzen
Salep tuber — Knabenkrautknollen
Salicis cortex — Weidenrinde
Salviae folium — Salbeiblätter
Salviae trilobae folium — Dreilappiger Salbei
Sambuci flos — Holunderblüten
Sambuci folium — Holunderblätter
Sambuci fructus — Holunderfrüchte
Saniculi herba — Sanikelkraut
Santali (albi) lignum — Sandelholz, Weißes
Saponariae albae radix — Weiße Seifenwurzel
Saponariae rubrae herba — s. Cytisi scoparii herba
Sarsaparillae radix — Sarsaparillewurzel
Sassafras radicis cortex — Sassafraswurzelrinde
Sassafras lignum — Sassafraswurzelholz, Fenchelholz
Saturejae herba — Bohnenkraut
Scammonium — Skammonium
Scillae pulvis normatus — Meerzwiebelpulver, Eingestelltes
Secalis cornuti pulvis normatus — Mutterkornpulver, Eingestelltes
Senega radix — Senegawurzel, Klapperschlangenwurzel
Sennae folium — Sennesblätter
(Senna acutifolia — Alexandriner-Senna)
(Senna angustifolia — Tinnevelly-Senna)
Sennae fructus (foliculus) — Sennesfrüchte (-schoten)
Sepiae ossa — Sepiaschalen
Serpentariae radix — Schlangenwurzel
Serpylli herba — Quendelkraut, Feldthymiankraut
Simarubae radicis cortex — Simarubawurzelrinde
Sinapis albae semen — Weiße Senfsamen
Sinapis nigrae semen — Senfsamen, Schwarze
Solidaginis (virgaureae) herba — Goldrutenkraut
Sophorae flos — Pagodenbaumknospen

Sorbi (aucupariae) fructus — Ebereschenbeeren, Vogelbeeren
Spartei scoparii herba — s. Sarothamni scopariae herba
Species — Tee
Spiraeae flos — Mädesüßblüten, Spierstaudenblüten
Spiraeae herba — Mädesüßkraut, Sperstaudenkraut
Stoechados flos — s. Helichrysi flos
Stramonii pulvis normatus — Stramoniumpulver, Eingestelltes, Stechapfelblätter
Stramonii semen — Stramoniumsamen, Stechapfelsamen
Strophanthi (grati) semen — Strophantussamen
Strychni semen — Brechnußsamen
Succini oleum — Bernsteinöl
Symphyti radix — Beinwellwurzel
Szygii cortex — Syzygiumrinde, Jamboulrinde

T

Tamarindorum pulpa — Tamarindenmus
Tanaceti flos — s. Chrysanthemi vulgaris flos
Tanaceti herba — s. Chrysanthemi vulgaris herba
Taraxaci radix cum herba — Löwenzahn-Ganzpflanze
Tauri fel — s. Fel tauri
Terebinthina (+ aetheroleum) — Terpentin (+ Terpentinöl)
Terebinthina laricina — Lärchenterpentin
Teucrii herba — Gamanderkraut
Thujae summitates — Thujaspitzen, Lebensbaumspitzen
Thymi herba — Thymian
Tiliae flos — Lindenblüten
Tormentillae rhizoma — Tormentillwurzelstock, Blutwurzel
Tragacantha — Tragant
Trifolii arvensis herba — Ackerkleekraut
Trifolii fibrini folium — s. Menyanthis flos
Turpethi radix — Turpethwurzel (Indischer Jalape)

U

Urticae herba — Brennesselkraut
Urticae radix — Brennesselwurzel
Uvae ursi folium — Bärentraubenblätter

V

Vanilla saccharata — Vanille mit Zucker
Valerianae radix — Baldrianwurzel
Veratri rhizoma — Nieswurzel, Germerwurzel
Verbasci flos — Wollblumenblüten, Königskerzenblüten
Verbenae herba — Eisenkraut
Veronicae herba — Ehrenpreiskraut

Anhang

Viburni pruniifoliae cortex — Amerikanische
  Schneeball(baum)rinde
Vincae herba — Immergrünkraut
Violae (odoratae) flos — Veilchenblüten
Violae (odoratae) herba — Veilchenkraut
Violae (odoratae) rhizoma — Märzveilchen-
  (Echte) Wurzelstock
Violae tricoloris herba, flos — Ackerveilchenkraut
  Stiefmütterchenkraut, -blüten
Virgaureae herba — Goldrutenkraut
  (= Solidaginis herba)

Visci albi herba — Mistelkraut
Vitis idaei folium — Preiselbeerblätter

Y

Yohimbe cortex — Yohimberinde

Z

Zedoariae rhizoma — Zitwerwurzelstock
Zingiberis rhizoma — Ingwerwurzelstock

2 Drogen-Synonymverzeichnis deutsch—lateinisch

A

Ackerkleekraut — Trifolii arvensis herba
Ackerveilchenkraut — s. Stiefmütterchenkraut
Ackerwindenkraut — Convolvuli herba
Adonispulver, Eingestelltes — Adonidis pulvis normatus
Agar-Agar
Alantwurzelstock — Helenii rhizoma
Aloe (Kap-, Curacao-) — Aloe (capensis, barbadensis)
Ammi visnaga-Früchte — Ammeos visnagae fructus
Ammoniakgummi, Armenisches — Ammoniacum
Andornkraut — Marrubii herba
Angelikawurzel — Angelicae radix
Angosturarinde — Angosturae cortex
Ani — Anisi fructus
Arecasamen — Arecae semen
Arnikablüten — Arnicae flos
Artischockenblätter — Cynarae folium
Asant — Asa foetida
Attichwurzel — Ebuli radix
Augentrostkraut — Euphrasiae herba
Austernschalen — Conchae praeparatae

B

Bärentraubenblätter — Uvae ursi folium
Bärlappkraut — Lycopodii herba
Baldrianwurzel — Valerianae radix
Basilikumkraut — Basilici herba
Baumwollwurzelrinde — Gossypis radicis cortex
Beifußkraut — Artemisiae herba
Beifußwurzel — Artemisiae radix
Beinwellwurzel — Symphyti radix
Belladonnapulver, Eingestelltes — Belladonnae pulvis normatus
Belladonnawurzel — Belladonnae radix
Benediktenkraut — Cnici benedicti herba
Benzoe — Benzoe (tokinesis)
Bergamottöl — Bergamottae aetheroleum
Bernsteinöl — Succini oleum
Bertramswurzel — Pyrethri romani radix
Besenginsterkraut — Cytisi scoparii herba
Betelnuß — s. Arecasamen
Bibernellwurzel — Pimpinellae radix
Bilsenkrautpulver, -samen — s. Hyoscyamuspulver, -samen
Birkenblätter — Betulae folium
Birkenteer — Pix betulina
Bitterdistelkraut — s. Benediktenkraut
Bitterkleeblätter — Menyanthis flos
Bittermandelwasser — Amygdalarum amararum aqua
Bitterorangenblätter — Aurantii folium
Bittersüßstengel — Dulcamarae stipites
Blauholz — s. Kampecheholz
Bockshornsamen — Foenugraeci semen
Bohnenhülsen, Bohnenschalen — Phaseoli pericarpium
Bohnekraut — Saturejae herba
Boldoblätter — Boldo folium
Boretschkraut — Boraginis herba
Brechnußsamen — Strychni semen
Breitwegerichkraut — Plantaginis majoris herba
Brennesselkraut — Urticae herba
Brennesselwurzel — Urticae radix
Brombeerblätter — Rubi fruticosae folium
Brotfrucht — Cassiae fistulae fructus
Bruchkraut — Herniariae herba
Brunnenkressenkraut — Nasturtii herba
Buccoblätter — Barosmae folium
Buchenteer — Fagi pix

C

Campfer — Camphora
Cascararinde — Rhamni Purshianae cortex
Cayennepfeffer — Capsici fructus acer
Chaulmoograöl — Chaulmoograe oleum
Chinarinde — Cinchonae succirubrae cortex
Christrosenwurzelstock — s. Nieswurz, Schwarze
Chrysarobin — Chrysarobinum
Cimicifugawurzelstock — Cimicifugae racemosae rhizoma
Curacao-Aloe — Aloe barbadensis
Curcumawurzelstock — Curcumae longae rhizoma

Anhang

D

Digitalis-lanata-Pulver, Eingestelltes — Digitalis lanatae pulvis normatus
Digitalis-purpurea-Pulver, Eingestelltes — Digitalis purpureae pulvis normtus
Dillfrüchte — Anethi fructus
Diptamwurzel — Dictamni radix
Dostenkraut — Origani herba
Drachenblutbaum — Haronga (madagascariensis)

E

Ebereschenbeeren — Sorbi fructus
Eberrautenkraut — (Artemisiae) Abrotani herba
Eberwurzel — Carlinae radix
Edelgamanderkraut — Chamaedryos herba
Efeublätter — Hedera helicis folium
Ehrenpreiskraut — Veronicae herba
Eibischblätter — Althaeae folium
Eibischblüten — Althaeae flos
Eibischwurzel — Althaeae radix
Eichelkaffee — Quercus semen tostum
Eichenrinde — Quercus cortex
Eisenhutknollen — Aconiti tuber
Eisenkraut — Verbenae herba
Elemi — Elemi (Manila-) resina
Eleurococcuswurzel — Eleutherococci radix
Engelsüßwurzelstock — Polypodii rhizoma
Engelwurz — s. Angelikawurzel
Enzianwurzel — Gentianae radix
Euphedrakraut — Ephedrae herba
Erdbeerblätter — Fragariae folium
Erdrauchkraut — Fumariae herba
Erikakraut — s. Heidekraut
Essig — Acetum
Eucalyptusblätter — Eucalypti folium
Euphorbium — Euphorbium

F

Färberginsterkraut — Genistae tinctoriae herba
Färberwurzel — s. Krappwurzel
Farnwurzel — s. Wurmfarnwurzelstock
Faulbaumrinde, Amerikanische — s. Cascararinde
Feigen — Caricae fructus
Feldthymiankraut — s. Quendelkraut
Fenchel — Foeniculi fructus
Fichtenöl — Piceae aetheroleum
Fichtenspitzen, Frische — Picea turiones rec.
Fieberrinde — s. Chinarinde
Fliegen, Spanische — Cantharides
Flohsamen — Psylli semen
Flohsamen, Indischer — Plantaginis ovatae semen
Frauenhaar — s. Venushaar
Frauenmantelkraut — Alchemillae herba

G

Gänsefingerkraut — Potentillae anserinae herba
Galgantwurzelstock — Galangae rhizoma
Galläpfel — Gallae
Galle vom Rind — Tauri fel
Gamanderkraut — Teucrii herba
Gaultheriaöl — Gaultheriae aetheroleum
Geißrutenkraut — Galegae herba
Gelbwurz — s. Curcumawurzelstock
Gelbwurz, Javanische — Curcumae xanthorrhizae rhizoma
Gelsemiawurzelstock — Gelsemii rhizoma
Germerwurzelstock — Veratri rhizoma
Gewürznelken — Caryophylli flos
Gewürzsumachwurzelrinde — Rhois aromaticae radicis cortex
Gingkoblätter — Gingko (bilobae) folium
Ginsengwurzel — Ginseng radix
Goapulver, Gereinigtes — s. Chrysarobin
Goldrutenkraut — Solidaginis herba
Goldsiegelwurzelstock — s. Hydrastiswurzelstock
Gottesgnadenkraut — Gratiolae herba
Graupen — Hordei decortati semen
Grindeliakraut — Grindeliae herba
Guajakholz — Guaiaci lignum
Guajakharz — Guaiaci resina
Guarana — Guarana pasta
Gummi, Arabisches — Acaciae gummi
Gummi Karaya — Sterculiae gummi
Gundelrebenkraut — Hederae terrestris herba
Gurkenkraut — s. Borretschkraut

H

Hafer — Avenae sativae herba
Hagebutten — Cynosbati fructus cum semine
Hagebutten, Entkernte — Cynosbati fructus sine semine
Hagebuttenkerne — Cynosbati semen
Hamamelisblätter — Hamamelidis folium
Hamamelisrinde — Hamamelidis cortex
Hanfwurz, Kanadische — Apocyni cannabini radix
Haselwurz-Wurzelstock — Asari rhizoma
Hauhechelkraut — Ononidis herba
Hauhechelwurzel — Ononidis radix
Hausenblase — Piscium colla
Hefe, Medizinische — s. Trockenhefe aus Sacharomyces cerevisiae
Heidekraut — Ericae herba
Heidelbeerblätter — Myrtilli folium
Heidelbeeren — Myrtilli fructus
Heilbuttleberöl — Hippoglossi jecoris oleum
Herbstzeitlosensamen — Colchici semen
Herzgespannkraut — Leonuri cardiacae herba
Heublumen — Graminis flos
Hibiscusblüten — Hibisci flos

Himbeerblätter — Rubi idaei folium
Hirtentäschelkraut — Bursae pastoris herba
Hohlzahnkraut — Galeopsidis herba
Holunderblätter, -früchte — Sambuci folium, -fructus
Holunderblüten — Sambuci flos
Holzessig, Gereinigter — Acetum pyrolignosum rectificatum
Holzteer — Pix liquida
Honig, Gereinigter — Mel depuratum
Honigkleekraut — s. Steinkleekraut
Hopfendrüsen — Lupuli glandulae
Hopfenzapfen — Lupuli strobulus
Huflattichblätter — Farfarae folium
Huflattichblüten — Farfarae flos
Hydrastiswurzelstock — Hydrastis rhizoma
Hyoscyamuspulver, Eingestelltes — Hyoscyami pulvis normatus
Hyoscyamussamen — Hyoscyami semen

I

Ignatiusbohnen — Ignatii fabae
Immergrünkraut — Vincae herba
Ingwerwurzelstock — Zingiberis rhizoma
Insektenblütenextrakt — Chrysamthemi cinerarifoliae extractum
Ipecacuanhapulver, Eingestelltes — Ipecacuanhae pulvis normatus
Irländisches Moos — s. Karrageen
Isländisches Moos — Lichen islandicus

J

Jaborandiblätter — Jaborandi folium
Jalapenharz — Jalapae resina
Jalapenwurzelknollen — Jalapae tuber
Jamboulrinde — s. Syzygiumrinde
Jesuitenkraut — s. Traubenkraut, Mexikanisches
Johannisbeerblätter — Ribis nigra folium
Johannisbrot — Ceratoniae fructus
Johanniskraut, -blüten — Hyperici herba, -flos

k

Kaffeekohle — Caffeae carbo
Kalmuswurzelstock — Calami rhizoma
Kamillenblüten — Matricariae flos
Kamillenblüten, Römische — Chamomillae romanae flos
Kampecheholz — Campechianum lignum
Kap-Aloe — Aloe capensis
Kardamomen — Cardamomi fructus
Karrageen — Carrageen
Kaskarillrinde — Cascarillae cortex
Kastanienblätter — Castaniae folium

Katechu — Catechu
Kava-Kava-Wurzelstock — Piperis methystici rhizoma
Keuschlammkörner — s. Mönchspfefferkörner
Khellafrüchte — s. Ammi-visnaga-Früchte
Kiefernnadelöl — Pini aetheroleum
Kiefernsprossen — Pini turiones
Klatschmohnblüten — Rhoeados flos
Klettenwurzel — Bardanae radix
Knoblauchzwiebel — Allii sativae bulbus
Kolasamen — Colae semen
Kolombowurzel — Colombo radix
Kolophonium — Colophonium
Koliquienten — Colocynthidis fructus
Kondurangorinde — Condurago cortex
Kopaivabalsam — Copaivae balsamum
Korianderfrüchte — Coriandri fructus
Kornblumenblüten — Cyani flos
Krappwurzel — Rubiae tinctorum radix
Krauseminzblätter — Menthae crispae folium
Kreuzblumen, -wurzel — Polygalae radix
Kreuzdornbeeren — Rhamni catharticii fructus
Kreuzkümmel — Cumini fructus
Krotonöl — Crotonis oleum
Kubeben — Cubebarum fructus
Küchenschellenkraut — Pulsatillae herba
Kümmel — Carvi fructus
Kürbissamen — Curcurbitae peponis semen

L

Lärchenschwamm — Laricis fungus
Lärchenterpentin — Terebinthina laricina
Latschenkiefernöl — Pini Pumilionis aetheroleum
Lavendelblüten — Lavanduale flos
Lebensbaumspitzen — Thujae summitates
Leberblümchenkraut — Hepaticae herba
Lebertran — Jecoris oleum
Leinkraut — Linariae herba
Leinsamen, Leinöl — Lini semen, Lini oleum
Lespedezakraut — Lespedezae (capitatae) herba
Liebstöckelwurzel — Levistici radix
Lindenblüten — Tiliae flos
Lobelienkraut — Lobeliae herba
Löffelkraut — Cochleariae herba
Löwenzahn-Ganzpflanze — Taraxaci radix cum herba
Löwenzahnwurzel — Taraxaci radix
Lorbeerblätter — Lauri folium
Lorbeeren — Lauri fructus
Lungenkraut — Pulmonriae herba

M

Mädesüßblüten — Spiraeae flos
Mädesüßkraut — Spiraeae herba
Märzveilchenwurzelstock — Violae (odoratae) rhizoma

Anhang

Mäusedorn — Ruscus aculeatus
Maiglöckchenpulver, Eingestelltes — Convallariae pulvis normatus
Maisgriffel, -haar — Maydis stigma
Majorankraut — Maiorani herba
Malvenblätter — Malvae folium
Malvenblüten — Malvae flos
Manna — Manna
Mariendistelfrüchte — Cardui mariae fructus
Mariendistelkraut — Cardui mariae herba
Mateblätter — Mate folium
Maticoblätter — Matico folium
Meerträubelkräuter — s. Ephedrakraut
Meerzwiebelpulver, Eingestelltes — Scillae pulvis normatus
Meisterwurz-Wurzelstock — Imperatoriae rhizoma
Melissenblätter — Melissae folium
Minzöl — Menthae arvensis aetheroleum
Mistelkraut — Visci (albi) herba
Mönchspfefferkörner — Agni casti fructus
Mohnköpfe, Reife — Papaveris fructus maturus
Mohnköpfe, Unreife — Papaveris fructus immaturus
Mohnsamen — Papaveris semen
Mohnkraut, Kalifornisches — Eschholtziae herba
Muskatblüte — Myristicae arillus (= Macis)
Moschusschafgarbenkraut — Ivae moschatae herba
Muskatsamen — Myristicae semen
Mutterkorn, entfettetes, Eingestelltes — Secalis cornuti desoleati pulvis normatus
Myrrhe — Myrrha

N

Nelkenöl — Caryophylli aetheroleum
Nelkenpfefferfrüchte — Pimenti fructus
Nelkenwurzel — Caryophyllatae radix
Nieswurzel — s. Germerwurzel
Nieswurz, Schwarze, Wurzelstock — Hellebori nigri rhizoma

O

Ochsengalle — s. Galle vom Rind
Odermennigkraut — Agrimoniae herba
Opium, Eingestelltes — Opium titratum
Orangenblüten — s. Pomeranzenblüten
Orangenschalen — Citri sinensis pericarpium
Orthosiphonblätter — Orthosiphonis folium
Pagodenbaumknospen — Sophorae flos
Paprika — s. Cayennepfeffer
Passionsblumenkraut — Passiflora herba
Perubalsam — Balsamum peruvianum
Pestwurz-Wurzel — Petasitidis radix
Petersilienfrüchte — Petroselini fructus
Petersilienkraut — Petroselini herba
Petersilienwurzel — Petroselini radix
Petroleum, Gereinigtes — Oleum petrae recitificatum

Pfefferfrüchte, Schwarze — Piperis nigri fructus
Pfefferfrüchte, Weiße — Piperis albi fructus
Pfefferminzblätter — Menthae piperitae folium
Pfingstrosenblüten, -samen — Paeoniae flos, -semen
Pichi-Pichikraut — Fabianae herba
Piment — s. Nelkenpfefferfrüchte
Piscidiawurzelrinde — Piscidiae radicis cortex
Podophyllin — Podophyllinum
Podophyllwurzelstock — Podophylli rhizoma
Pomeranzen, Unreife — Aurantii fructus immaturus
Pomeranzenblüten — Aurantii flos
Pomeranzenschalen — Aurantii pericarpium
Potenzholz — Muirae Puamae lignum
Preiselbeerblätter — Vitis idaei folium
Primelwurzel — Primulae radix

Q

Quassiaholz — Quassiae lignum
Quassiarinde — Quassiae cortex
Quebrachorinde — Quebracho cortex
Queckenwurzelstock — Graminis rhizoma
Quendelkraut — Serphylli herba
Quittenkerne — Cydoniae semen

R

Rainfarnblüten — Chrysanthemi vulgaris flos
Rainfarnkraut — Chrysanthemi vulgaris herba
Ratanhiawurzel — Ratanhiae radix
Rautenkraut — Rutae graveolantis herba
Rauwolfiawurzel — Rauwolfia radix
Rettich — Raphani sativi radix
Rhabarber — Rhei radix
Ringelblumenblüten — Calendulae flos
Rittersporublüten — Calcatrippae flos
Rizinusöl — Ricini oleum
Rollgerste — s. Graupen
Rosenblütenblätter — Rosae flos
Rosmarinblüten — Rosmarini flos
Roßkastanienrinde — Hippocastani cortex
Roßkastaniensamen — Hippocastani semen
Ruhrkrautblüten — Helichrysi flos
Ruprectsstorchschnabelkraut — Geranii Robertiani herba

S

Sabadillessig — Sabadillae acetum
Sabalfrüchte — Sabal fructus
Sadebaumspitzen — Sabinae herba
Safran — Croci stigma
Salbeiblätter — Salviae folium
Salbei, Dreilappiger — Salviae trilobae folium
Salepknollen — Salep tuber
Sandelholz, Weißes — Santali albi lignum

Drogen-Synonymverzeichnis deutsch—lateinisch

Sandriegras-Wurzelstock — Caricis rhizoma
Sanikelkraut — Saniculi herba
Sarsaparillewurzel — Sarsaparillae radix
Sassafraswurzelholz — Sassafras lignum
Sassafraswurzelrinde — Sassafras radicis cortex
Schachtelhalmkraut — Equiseti herba
Scharfgarbenblüten — Millefolii flos
Schafgarbenkraut — Millefolli herba
Schlangenknöterichwurzel — Polygoni bistortae radix
Schlangenwurzel — Serpentariae radix
Schlehdornblüten — Pruni spinosae flos
Schlehdornfrüchte — Pruni spinosae fructus
Schlüsselblumenblüten — Primulae flos
Schneeball(baum)wurzelrinde — Viburni pruniifoliae radicis cortex
Schöllkraut — Chelidonii herba
Schöllkrautwurzel — Chelidonii radix
Schwarzkümmel — Nigellae semen
Seidelbastrinde — Quillaiae cortex
Seifenwurzel, Rote — Saponariae rubrae radix
Seifenwurzel, Weiße — Saponariae albae radix
Senegawurzel — Senegae radix
Senfsamen, Weiße — Sinapis albae semen
Senfsamen, Schwarze — Sinapis nigrae semen
Sennesblätter (Alexandriner/Tinevelly) — Sennae folium (-acutifoliae/angustifoliae)
Sennesfrüchte (-schoten) — Sennae fructus (foliculus)
Sepiaschalen — Sepiae ossa
Simarubawurzelrinde — Simarubae radicis cortex
Skammoniumharz, Mexikanisches — Scammoniae mexicanae resina
Sonnenhutwurzel — Echinaceae radix
Sonnentaukraut — Droserae herba
Spierblumen — s. Mädesüßkraut
Spitzwegerichkraut — Plantaginis lanceolatae herba
Steinkleekraut — Meliloti herba
Steinkohlenteer — Pix lithanthracis
Sterkuliagummi — Gummi sterculiae
Sternanisfrüchte — Anisi stellati fructus
Stiefmütterchenkraut — Violae tricoloris herba
Stockmalvenblüten — Malvae flos
Stramoniumpulver, Eingestelltes — Stramonii pulvis normatus
Stramoniumsamen — Stramonii semen
Strophanthussamen — Strophanti grati semen
Süßholzwurzel, Geschälte — Liquiritae radix sine cortice
Syzygiumrinde — Syzygi cortex

T

Tamarindenmus — Tamarindorum pulpa
Tang — Fucus
Taubnesselblüten, Weiße — Lamii albi flos
Tausendgüldenkraut — Centaurii herba

Terpentin — Terebinthina
Terpentinöl, Gereinigtes — Terebinthina
Teufelsdreck — s. Asant
Teufelskrallenwurzel — Harpagophyti radix
Thujaspitzen — Thuiae summitates
Thymian — Thymi herba
Tieröl, Rohes — Oleum animale crudum
Tollkirschenwurzel — s. Belladonnawurzel
Tolubalsam — Balsamum tolutanum
Tormentillwurzelstock — Tormentillae rhizoma
Tragant — Tragacantha
Trockenhefe aus Saccaromyces cerevisiae — Faex medicinalis
Traubenkraut, Mexikanisches — Chenopodii ambrosioides herba
Turpethwurzel — Turpethi radix

V

Vanille mit Zucker — Vanilla saccharata
Venushaar — Capilli veneris herba
Viburnumrinde — s. Schneeballbaumrinde, Amerikanische
Veilchenblüten, -kraut — Violae (odoratae) flos, -herba
Vogelbeeren — s. Ebereschenbeeren
Vogelknöterichkraut — Polygoni avicularis herba

W

Wacholderbeeren — Juniperi fructus
Wacholderholz, -teer — Juniperi lignum, -pix
Waldmeisterkraut — Asperulae herba
Walnußblätter — Juglandis folium
Wasserfenchelfrüchte — Phellandri fructus
Wegwartenwurzel — s. Zichorienwurzel
Weidenrinde — Salicis cortex
Weißdornbeeren — Crataegi fructus
Weißdornblätter mit Blüten — Crataegi folium cum flore
Wermutkraut — Absinthii herba
Wolfstrappkraut — Lycopi herba
Wollblumenblüten — Verbasci flos
Wurmfarnwurzelstock — Filicis (matis) rhizoma
Wurmsamen — s. Zitwerblüten
Wurmsamenöl — Chenopodii aetheroleum

Y

Yohimberinde — Yohimbe cortex
Ysopkraut — Hyssopi herba

Z

Zaunrübenwurzel — Bryoniae radix
Zichorienwurzel — Cichoriae racemosae rhizoma
Zimt — Cinnamomi (zeylanici) cortex
Zinnkraut — s. Schachtelhalmkraut

Anhang

Zitronenöl — Citronellae aetheroleum
Zitronenschale — Citri pericarpium
Zitwerblüten — Cinae flos

Zitwerwurzelstock — Zedoariae rhizoma
Zwiebel — Allii cepa bulbus
Zypressenöl — Cupressi aetheroleum